Corinne Isnard Bagnis

LA MÉDITATION DE PLEINE CONSCIENCE

Deuxième édition revue
6e mille

Que sais-je ?

À lire également en
Que sais-je ?

COLLECTION FONDÉE PAR PAUL ANGOULVENT

Claude B. Levenson, *Le Bouddhisme*, n° 468.
Pierre Feuga, Tara Michaël, *Le Yoga*, n° 643.
Marianne Plouvier, Bruno Gérentes, *Le Taï Chi Chuan*, n° 3943.
Fabrice Midal, *La Méditation*, n° 3997.
Antoine Bioy, *L'Hypnose*, n° 4078.

ISBN 978-2-7154-0570-7
ISSN 0768-0066

Dépôt légal – 1re édition : 2017
2e édition revue : 2021, janvier

Introduction

Depuis des millénaires, dans toutes les traditions, dans toutes les cultures et toutes les spiritualités, l'homme a médité. La méditation semble faire partie de son essence. Elle a traversé l'histoire et nous arrive, « occidentalisée », mais avec toute sa profondeur et toute sa puissance, avec ses questions et ses mystères, avec ses petits miracles et ses transformations. Notre regard d'aujourd'hui veut la découvrir, mais aussi la comprendre et la décrypter. Nos attentes n'ont jamais été aussi grandes, tant nous nous sentons fragiles dans un monde où nous sommes sans cesse sollicités.

Ce volume a pour intention de se consacrer aux pratiques méditatives laïques, c'est-à-dire celles qui, inspirées de différentes traditions, sont devenues accessibles à tous, car non obligatoirement associées à une spiritualité ou à une religion, pas plus qu'à des rituels ou à des prières.

Les pages qui suivent traitent donc de la méditation de pleine conscience, cette forme de méditation laïque qui semble si bien répondre aux attentes des métropolitains stressés qu'elle s'est durablement implantée aux États-Unis et en Europe. L'objectif que nous visons ici est de montrer en quoi ces pratiques millénaires peuvent nous permettre de mieux vivre le quotidien dans la perspective large de rester en bonne santé ou de prendre soin de soi. En détaillant tous les aspects actuellement connus des pratiques méditatives et de leurs effets sur nos émotions, notre attention, nos comportements, notre capacité à rester calmes, notre joie ou la qualité de nos relations avec les autres, cet ouvrage donnera une vision actuelle de ce qui est connu et de ce qui reste à démontrer. À travers ce prisme, les malades chroniques et les soignants découvriront aussi pourquoi ces pratiques sont en train d'infiltrer le monde médical.

CHAPITRE PREMIER

Qu'est-ce que la méditation de pleine conscience ?

I. – Tentative de définition

Il est peu de sujets qui suscitent autant d'idées préconçues que la méditation. Son caractère intime et spirituel, son existence dans les textes les plus anciens, sa traduction dans toutes les cultures en font une pratique envoûtante. Elle aiguise la curiosité mais aussi la peur, comme si sous le *zafu*[1] se cachait le grand administrateur d'une dangereuse secte[2]. Les médias en font leur fonds de commerce. La méditation s'insinue partout, se décline pour tous les goûts et devient l'instrument de toutes les envies. Les écoles de formation fleurissent. Désormais, de nombreuses entreprises bénéficient même d'un atelier de gestion du stress par

1. Coussin rond d'environ 35 centimètres de diamètre utilisé pour la méditation zazen, posture principale de méditation assise de la pratique du bouddhisme zen.
2. Les dérives sectaires dans les pratiques méditatives sont néanmoins possibles. Plus d'informations sur le site de la Miviludes, agence ministérielle consacrée à la lutte contre les dérives sectaires : www.derives-sectes.gouv.fr.

les pratiques méditatives, parfois animé, du reste, par des personnes qui sont plus proches des vendeurs d'accessoires culinaires sur le trottoir du Printemps que de gurus expérimentés. Alors, comment définir cette méditation dont tout le monde a déjà entendu parler ? Peut-être par référence à ce qu'elle n'est pas...

Le *Grand Dictionnaire Larousse* nous propose : « Action de réfléchir, de penser profondément à un sujet, à la réalisation de quelque chose. » Et justement, l'un des fondements de la pratique méditative est qu'il ne s'agit pas de « faire » quelque chose de particulier, mais simplement d'« être » là. Il ne s'agit pas non plus d'une activité intellectuelle : elle ne dépend pas d'un niveau d'intelligence ou d'éducation. Elle mobilise notre attention et notre présence. Elle propose de tourner le projecteur à l'intérieur de soi et d'observer ce qui fait la nature particulière de cette expérience. Elle appartient à tous et peut être techniquement mise en œuvre par tous[1].

L'étymologie nous conduit au latin *meditari*, issu du terme *medeor*, « soigner ». Par la méditation, il est donc également question de « donner des soins », d'où « prendre soin ». Mais certains lexicographes observent que « méditation » pourrait venir aussi de *meditatio*, qui, au XIIe siècle, est un terme religieux évoquant la « contemplation[2] ». Le *Littré* ouvre une perspective

1. Il y a des situations où la pratique de la méditation peut être déconseillée, et nous y reviendrons.

2. Voir le psautier d'Oxford, *Libri psalmorum versio antiqua gallica* (1860).

complémentaire en lui conférant un sens « passif » et en définissant un « objet » de méditation, ce qui nous rapproche de l'intention de la pratique méditative, où nous allons au contact de ce qui est déjà là, de nos expériences sensorielles, de nos émotions ou de nos pensées, qui deviennent dès lors objets de méditation.

Ils sont tous là, assis en cercle sur des chaises. Ils sont venus pour savoir ce qu'est la méditation. Lorsque j'enseigne le stage de méditation créé par Jon Kabat-Zinn, je commence toujours par proposer un moment de pratique collective. Ensuite seulement, nous pouvons échanger sur ce qu'a été pour chacun d'entre eux leur première expérience de la méditation. En acceptant de se centrer sur le moment présent et en observant avec curiosité les informations que notre corps et notre mental nous adressent, nous revenons à l'essence de la vie humaine : ressentir tous les signaux que notre organisme est capable de capter. L'originalité de cette approche est certainement d'adopter une posture ouverte et presque tendrement amusée à l'égard de ces expériences. Ainsi, nous aménageons en nous un espace de créativité, un espace où envisager une nouvelle relation à nos pensées négatives, nos émotions destructrices, nos sensations douloureuses, nos peurs et notre habitude à l'auto-dénigrement.

La méditation de pleine conscience suppose une attitude d'observation et de non-jugement des phénomènes qui, pendant la pratique, entrent dans le champ de conscience. Il peut s'agir de perceptions ou de sensations physiques, d'émotions ou de cognitions, qu'on observe en détail sans pour autant les classer comme étant bonnes ou mauvaises, agréables ou désagréables, sans chercher à en faire quoi que ce soit, ni à les retenir ni à s'en défaire. Cette posture est l'objet de l'ouvrage *princeps* de Jon Kabat-Zinn[1].

Pourquoi dès lors ne pas définir la méditation par les attentes avec lesquelles arrivent ceux qui veulent en percer les mystères ? Telle fut ma plus grande surprise lorsque j'ai commencé à pratiquer la méditation de pleine conscience. Le moment de la première expérience s'est inconditionnellement lié à une réflexion sur ce qui m'y amenait. Au lieu de se jeter à corps perdu dans une nouvelle pratique, nous commençons, en suivant le parcours de découverte de la méditation, par détailler les couches du millefeuille de nos intentions. C'est un moment important de l'initiation. Observer où nous voulons aller et réaliser que nous n'irons nulle part si nous nous accrochons à la pratique méditative comme à une bouée de sauvetage.

II. – Un art de vivre ? une méthode ? un gadget ?

Pas une journée sans entendre parler de méditation, sur les écrans, dans les journaux. L'ère du bien-être et de la psychologie positive nous exhorte à trouver la voie du calme, de la sérénité et du bonheur, si possible

1. J. Kabat-Zinn, *Full Catastrophe Living : Using the Wisdom of Your Body and Mind to Face Stress, Pain and Illness*, New York, Dell, 1990.

en investissant le minimum d'énergie et de temps. Des applications pour Smartphone nous promettent d'arrêter de fumer, de perdre du poids ou de réussir nos examens avec moins de 10 minutes de pratique méditative par jour. D'un clic, en laissant une voix nous guider, la méditation se ferait toute seule, sans qu'il y ait besoin de recevoir aucune initiation, aucune explication.

Ce serait bien la première fois qu'il serait possible de nous changer nous-mêmes sans efforts, sans envie, sans curiosité ni engagement de notre part. Ce serait bien le seul exemple d'un entraînement passif qui permettrait d'améliorer notre quotidien, voire de changer notre vision du monde, moyennant quelques minutes par jour.

Au contraire, la méditation, pratique connue de nos plus lointains ancêtres, nécessite un compagnonnage. C'est un parcours dont la pédagogie expérientielle commence par nous proposer de vivre l'exercice, puis nous offre un temps de réflexivité au sein d'un groupe, pour partager généreusement nos expériences en parlant à la première personne. Ainsi, ce que « j'ai » ressenti, exprimé avec mes mots, tisse peu à peu mon histoire de la méditation. S'y inscrivent mes surprises, mes constatations, mes étonnements, qui me permettent de dresser un état des lieux de moi-même en répondant aux questions « Qui suis-je ? » et « Comment les choses fonctionnent-elles pour moi ? ».

C'est bien là l'étape initiale d'une possible nouvelle vie. Au moment où, devenant les témoins amusés et bienveillants de ce que nous sommes, nous créons un espace pour y accueillir ce que notre potentiel humain nous offre de sensations, d'émotions, de pensées. Avec ce recul infime par lequel nous laissons être ce qui est notre expérience de la vie, nous permettons à ces événements mentaux, sonores, sensoriels, émotionnels d'exister. La posture méditative propose de vivre ce qui est là, sans jugements.

Mais pour être tout à fait honnête, les jugements sont bien là. Seulement, ils sont dans cet espace où, pêle-mêle, se retrouvent ce qui nous cause du plaisir et ce qui nous blesse, ce qui nous emplit de joie et ce qui nous désespère. Les jugements eux-mêmes, précisément, nous les recevons comme le reste, les morceaux du puzzle de notre vie, sans nous y attacher et sans vouloir y changer quoi que ce soit.

L'idée que nous sommes alors dans notre propre laboratoire, nous expérimentant nous-mêmes et partageant nos constatations, correspond sans doute beaucoup plus à la pratique méditative qu'une plongée dans l'extase, écouteurs vissés aux oreilles, avec obligation d'atteindre un bonheur solitaire qui nous isolerait encore davantage de nous et des autres.

La question même du caractère laïque de la pratique est passionnante. Comment aborder, sans la réduire à un vulgaire entraînement des neurones, une pratique spirituelle qui depuis toujours s'est appuyée sur une philosophie, en particulier bouddhiste, en passant totalement son « âme » sous silence ?

C'est uniquement le jour où j'ai découvert que la méditation pouvait être laïque que je m'y suis plongée. D'autres, comme moi, ont saisi cette occasion de ne pas avoir à se plier à des rites ou à des croyances. L'idée de pouvoir explorer la pratique méditative sans se réclamer d'un groupe spirituel et sans avoir à arborer un style de vie est une liberté. La condition humaine que nous avons en partage ne suffit-elle pas à justifier cet intérêt pour ce que nous sommes ? Notre expérience de la souffrance et de la mort, universelle, n'est-elle pas en soi une raison suffisante pour accorder plus d'attention à notre vie et pour en décrypter les méandres afin de vivre plus intensément chaque instant ? Une sorte de développement durable de l'être humain !

Qu'est-ce, dès lors, que la mise en œuvre de la méditation ? Une nouvelle activité quotidienne à caser entre le pilates et la chorale ?

Il ne fait aucun doute que le plus souvent, les attentes, la souffrance, la curiosité nous poussent à chercher comment la découvrir. Des lectures, des exercices en solitaire sont souvent une première étape. Mais comme le rappelle Jon Kabat-Zinn, on n'apprend pas à jouer du piano dans un manuel. Il va falloir trouver un endroit ou pratiquer avec d'autres et apprendre.

III. – Jon Kabat-Zinn et les nouveaux gurus

Après quelques expériences solitaires, nous en sommes souvent à nous demander si nous méditons, si nous somnolons, ou bien si nous sommes entrés dans un état de conscience inconnu qui nous amènerait à l'Éveil. Explorer seul notre vie intérieure est complexe, tant les questions fusent. On peut certes revenir à l'idée qu'il suffit d'être en présence de ce qui est l'expérience de l'instant, mais quand celle-ci est douloureuse, quand il s'agit d'un agacement intense ou d'un sentiment de tristesse infinie, notre enthousiasme pour la pratique faiblit rapidement. À l'inverse, si, bien assis sur le coussin, nous entrons immédiatement dans un délicieux moment de calme joyeux, éprouvant un sentiment aigu de satisfaction devant notre existence, flattant notre *ego*, nous avons plus tendance à considérer que, ça y est, nous y sommes parvenus. Nous nous référons à nos apprentissages et à notre mode de fonctionnement habituels ; nous reconnaissons bien volontiers avoir « réussi » notre méditation, et en tirons un sentiment d'accomplissement de soi qui renforce notre attachement naissant à cette pratique. Et c'est là que nous sommes dans l'erreur, car la seule intention est de pratiquer et d'accepter de vivre le moment, sous toutes ses facettes. On peut donc facilement errer dans la pratique méditative, qui part d'une posture si différente de celle du quotidien.

Recevoir un enseignement, partager la pratique dans un groupe devient donc rapidement un passage essentiel pour qui veut entrer réellement dans la méditation.

En nous appuyant sur un travail collectif, nous trouvons ainsi la force de pratiquer seuls, surtout au début. Soutenus par les difficultés et les découvertes, dans le cercle, de nos *alter ego*[1], nous quittons la séance

1. Dans les groupes de méditation laïque, les participants s'installent souvent en cercle, assis sur des chaises.

hebdomadaire avec l'intention d'aller explorer instant après instant, nous aussi, la nouvelle semaine qui s'annonce.

1. **Jon Kabat-Zinn et le stage MBSR.** – Jon Kabat-Zinn était professeur de biologie moléculaire au Massachusetts Institute of Technology à Boston et méditant bouddhiste zen de longue date. Il a imaginé que, en proposant un stage structuré pour apprendre la pratique méditative laïque, il partagerait cette approche avec davantage de personnes, en particulier celles qui vivent avec une maladie chronique. À la fin des années 1970, il crée la Stress Reduction Clinic[1] et, à l'hôpital de l'université du Massachusetts, il commence à enseigner à des groupes de patients souffrant de maladies cardiovasculaires, d'insuffisance respiratoire, de syndrome douloureux chronique... Chacun arrive avec le fardeau de ses souffrances et de ses douleurs, de ses angoisses et de ses frustrations, avec sa colère, sa tristesse, sa dépression, son anxiété, et tous s'assoient en cercle dans une salle de l'hôpital.

Le stage MBSR[2] comporte 8 semaines d'enseignement et d'échanges au cours de séances hebdomadaires d'une durée de 2 h 30 à 3 heures, ainsi qu'une journée de pratique intensive après la sixième semaine, un samedi ou un dimanche. La participation au stage suppose de s'engager à pratiquer entre 45 minutes et 1 heure par jour grâce à des enregistrements de

---

1. Clinique de réduction du stress.
2. Pour *Mindfulness-Based Stress Reduction* ou « réduction du stress par la méditation de pleine conscience ».

méditations guidées fournis par l'enseignant. Ces exercices sont les mêmes depuis plus de trente-cinq ans, et tous les « instructeurs[1] » enregistrent leurs propres méditations guidées suivant le même cadre.

Le *body scan*, ou « balayage corporel », est un exercice proposé pendant 45 minutes qui peut se pratiquer en position assise ou couchée (ou même debout) et qui permet de porter son attention successivement sur différentes parties du corps. L'objet de cet exercice est d'explorer toutes les zones de son corps et de noter mentalement ce qu'on ressent. C'est l'occasion de se laisser surprendre par son corps, un corps que parfois on ne ressent pas, ou bien qui est au contraire douloureux, tendu ou contracté, alors même qu'on le croyait au repos. On fait ainsi l'apprentissage de l'impermanence des sensations, des pensées et des émotions qu'elles déclenchent. Exercice fondamental qui remet notre corps en pleine lumière et éclaire comment nous sommes en relation avec lui.

Cet exercice permet de se frotter à la façon dont notre attention peut être labile quand nous croyons être concentrés, et de découvrir comment nous pouvons la recentrer sur une partie du corps que nous explorons. L'enjeu, c'est de prendre conscience de notre attention et de la façon dont elle est détournée par un son, une pensée, et d'apprendre à faire le focus sur la cible de

1. Drôle de terminologie traduite de l'anglais *MBSR teacher or instructor*, sans doute pour souligner que l'enseignant n'est pas là seulement pour partager un savoir, dans la logique d'une pédagogie descendante, mais surtout pour faciliter les échanges et la découverte des participants à propos de leur propre pratique.

notre attention. C'est l'occasion aussi d'observer le regard que nous portons sur nous-mêmes lorsque cette attention nous échappe, comment cette perte de contrôle entraîne des émotions (colère, frustration, sentiment d'échec) et comment notre « autocritique intérieure » se met en marche. C'est pourquoi cet exercice peut également être une manière d'atteindre cette bienveillance que nous nous devons à nous-mêmes, à notre corps, ou un moyen de mettre au jour les jugements sévères que nous portons sur nous-mêmes en les associant aux zones malades de notre corps, moins fonctionnelles, imparfaites, abîmées par le temps ou la maladie... qui nous font souffrir, au sens propre ou au sens figuré.

Le deuxième exercice classique consiste à centrer son attention sur le corps, mais en faisant des mouvements. Inspirées du yoga, les postures sont simples et accessibles à tous. Dans cet exercice, il est important de chercher à prendre soin de soi, l'objectif étant de ressentir son corps en mouvement, à la fois les zones qui sont mobilisées par l'exercice et les zones qui restent au repos. L'expérience est souvent très différente de celle qui est obtenue par l'exercice du balayage corporel. On propose de réaliser ces mouvements debout et allongé. Il est possible d'adapter cet exercice aux difficultés et aux handicaps de chacun.

La méditation assise est le troisième exercice fondamental. Durant 45 minutes, elle consistera à observer les sensations du corps qui respire, à repérer où est ressentie la respiration, par exemple dans les narines ou dans le ventre. Il n'est pas question ici de la modifier, même si celle-ci va souvent se modifier seulement parce que nous nous intéressons à elle. Chaque inspiration sera observée comme un événement neuf et nouveau. Il en est de même de chaque expiration. La respiration peut aussi se faire imperceptiblement. L'inspiration peut être ressentie dans le dos, quand les omoplates s'éloignent l'une de l'autre avant de se rapprocher. L'expiration, quant à elle, sera peut-être ressentie sous le nombril, qui se gonfle et se dégonfle. Aussi étrange que l'expérience puisse paraître, l'exercice a pour objet de nous familiariser avec ce qui fait la réalité de notre expérience, pas ce que nous en attendons ni ce que nous voudrions ressentir, mais seulement ce qui est déjà là.

Le fait de mettre cette expérience en commun montrera combien chacun est différent et comment, pour chacun, l'expérience peut varier d'un moment à l'autre. Après un moment sur la respiration, l'attention pourra se porter sur les pensées. Le flot des pensées peut être calme ou très agité. Les pensées peuvent être multiples et nous emmener vers des émotions ou des images liées à des événements ou à des souvenirs. Elles peuvent être récurrentes (ce fameux « petit vélo » dans la tête qui répète la même chose et qui nous envahit). Au stade où nous observons nos pensées, nous nous familiarisons avec cette activité mentale, et prenons conscience que ces pensées ne sont pas des vérités révélées, qu'elles peuvent parfois être remises en question ou simplement observées pour ce qu'elles sont, c'est-à-dire des événements mentaux. Le recul donné par cette posture d'observateur permet de choisir de suivre ou non ce que ces pensées nous proposent.

L'espace ainsi créé donne surtout la possibilité de les laisser passer. C'est ainsi que nous ne nous laisserons plus kidnapper par nos pensées, considérant, grâce à la pratique, que, si nous avons des pensées, elles ne nous résument pas.

Le troisième temps de cet exercice consiste à porter son attention sur ses émotions. L'approche est la même et repose sur une observation bienveillante de nos émotions. On ne doit pas alors chercher à modifier ou à contrôler l'expérience, mais seulement accompagner l'émotion qui émerge en créant un espace plus vaste que l'émotion elle-même, un espace qui évite d'être submergé par elle. Se rendre ainsi disponible conduit parfois à ressentir des émotions inattendues. Mettre un nom dessus est déjà une étape souvent difficile à franchir. On peut aussi constater qu'on ne perçoit aucune émotion, ce qui cause parfois déception ou frustration.

De tels exercices, proposés en groupe puis individuellement grâce à des enregistrements effectués à la maison, représentent la pratique qu'on appelle *formelle* de la méditation. D'autres exercices, nommés « pratique *informelle* », consistent à réaliser un acte de la vie quotidienne, mais en apportant une attention particulière au moment où on le fait, en essayant d'être totalement présent aux sensations, aux pensées, aux émotions et à toute expérience qui se présente.

Prenons par exemple la douche du matin, au cours de laquelle nous sommes souvent déjà en train d'organiser nos activités de la journée. Peut-elle redevenir un instant suspendu au cours duquel nous serons simplement centrés sur la température de l'eau qui coule sur notre peau, l'odeur du savon, les sensations du corps qui se réveille, le bruit de l'eau dans la douche, etc. ?

Au cours d'une journée, il peut se glisser ainsi de multiples moments qui sont autant d'occasions de recentrer notre attention sur ce qui fait notre expérience de l'instant, de revenir à soi-même, de ressentir son corps. Refaire, à de multiples reprises dans la journée, le lien entre le mental et le corps, redonner de l'unité à celui que nous sommes. Prendre un instant pour nous reconnecter aux sensations nous remet en contact direct avec notre environnement, souligne les liens qui nous unissent au monde, et éloigne la sensation de solitude que nous ressentons quand nous ne sommes que dans la pure mentalisation.

Le programme de 8 semaines, ou stage MBSR, se propose d'explorer différents domaines de la pratique méditative en commençant par nous faire prendre conscience du fait que nous ne sommes pas toujours présents à ce que nous vivons. La découverte de notre « pilote automatique » et de la façon dont nous sommes coupés de la réelle expérience de notre vie est déjà en soi une étape essentielle. C'est dans la nouveauté d'un regard frais porté sur notre vécu que se déroule la suite de l'enseignement. S'y ajoute la créativité, sollicitée pour sortir de nos modes de fonctionnement habituels et agrandir l'espace des possibles, aller vers d'autres choix. Dépasser le cadre que nous mettons nous-mêmes à notre vie, en nous appuyant sur l'expérience vécue dans nos sens, les pensées, les états d'âme qui sont les nôtres. S'évader du mental, en quelque sorte, pour revenir au réel. Partir de l'expérience comme un chercheur qui doit se garder de formuler trop d'interprétations, pour détailler dans un premier temps ses observations. Peut-on seulement vivre ce qui est là ? Sans attendre autre chose ? Sans juger ce qui nous arrive, mais en constatant simplement comment nous le recevons ? Il ne s'agit pas d'être dans le renoncement ni dans l'acceptation de tout. Il s'agit de se ménager un temps d'observation qui redonne de nouvelles couleurs à ce que nous vivons, et nous permet de prendre conscience de nos jugements.

La distance créée pour laisser vivre nos pensées et nos états d'âme est l'occasion de découvrir que nous sommes bien plus que nos émotions. Nous ressentons de la tristesse, certes, mais nous ne sommes pas « que » tristesse. À partir de cette conscience élargie de nos expériences s'ouvrent de nouveaux champs du possible.

Au fil des 8 semaines du programme, les événements agréables et désagréables que nous avons vécus sont déconstruits pour être observés dans leur version « brute », comme déshabillés de tous les discours qui s'y rattachent. Quoi ? Cette glace au chocolat dont je me gratifie lorsque je pense qu'elle me fera du bien, je découvre que je n'éprouve pas que du plaisir à la manger, j'ai aussi cette émotion dans le ventre qui ressemble bien à une immense tristesse dont je perçois bien que toutes les glaces de mon congélateur ne pourront pas la recouvrir et qu'une orgie de chocolat ne pourra pas l'adoucir. Cette grasse matinée, que je ne m'étais pas accordée depuis longtemps, il me semblait qu'elle signifiait un laisser-aller dérangeant. Finalement, j'ai dormi, et cela m'a fait du bien. Je me sens reposée. Je prends soin de moi. Je peux me l'autoriser.

Peu à peu, nous apprenons à ne pas savoir, à ne pas attendre, à ne plus anticiper. Nous développons notre capacité de vivre avec une nouvelle qualité de présence au monde. Nos relations avec les autres peuvent aussi se modifier par le simple fait que nous entrons en contact avec eux, à la lumière de cette toute nouvelle présence. Nous sommes attentifs à nos ressentis quand l'autre nous parle, et nous reconnaissons les émotions qui nous envahissent. Nous offrons notre attention à l'autre avec une intensité jusqu'alors inconnue. Nous n'avons rien changé, mais les connexions peuvent se faire autrement. Parfois, ce sont nos proches qui nous trouvent « changés ». Nous sommes devenus ce que nous sommes vraiment, pas ce que nous pensions être.

Ce parcours est l'occasion d'explorer la bienveillance, notion si théorique et si galvaudée à la fois, ni « bisounours » ni « chamallow ». Les définitions de la compassion et de l'empathie sont sujettes à controverses. L'autocompassion reste un thème sensible et souvent délicat à aborder. Mais elles peuvent être la clé qui ouvrira la porte sur une journée d'exploration de ce monde intime éclairé par le regard que nous posons sur nous-mêmes. Une nouvelle aube pour une relation avec nous, qui n'est ni exclusive, ni égocentrique, ni malfaisante, mais tranquillement bienveillante. Cela prendra sans doute du temps avant que nous ne parvenions à entretenir avec nous-mêmes cette relation d'amitié. Apprendre à nous prendre dans nos bras comme notre meilleur ami. Sentir combien nous pourrions offrir d'empathie et de compassion à nos proches, les êtres qui nous sont chers ou nos patients.

À la fin du programme, les participants doivent trouver leur chemin pour continuer à construire leur pratique méditative. La dernière séance ouvre des pistes. Le plus difficile est ensuite de faire vivre sa pratique. Certains seront motivés par le calme retrouvé, la bienveillance qu'ils ont appris à s'accorder davantage ou les différents effets qu'ils mettent en lien avec la méditation. Le chemin ne sera pas une ligne droite : il pourra arriver qu'on ne pratique plus ; puis qu'on en revienne au coussin de la méditation, et alternativement. Mais, comme le disent si souvent les participants, ce ne sera plus comme avant.

2. **Le début d'un nouveau souffle pour la recherche.** La création d'un programme structuré de méditation, enseigné de façon identique dans tous les pays du monde, a permis de développer la recherche clinique et de mettre en place des études. S'il est impossible de quantifier et d'estimer à quoi correspond la pratique d'une personne qui déclare méditer, le fait de participer au stage MBSR permet de savoir à quels exercices s'est livré le participant, quels enseignements il a reçus, combien de temps il a passé en groupe, dans la semaine, à méditer et à échanger sur sa pratique. Même si le détail n'est pas connu et si les incertitudes persistent quant à l'investissement individuel dans les

exercices pratiqués chez soi, c'est cette façon de standardiser la participation à un groupe de méditation qui a favorisé l'augmentation significative des publications scientifiques consacrées aux répercussions de la pratique de la méditation de pleine conscience sur la physiologie, et même sur certaines pathologies.

La recherche a surtout commencé dans les champs des neurosciences et de l'imagerie cérébrale, de la psychologie, de l'éducation. La santé mentale a exploré les pratiques méditatives dans la prise en charge des pathologies dépressives, et depuis dans d'autres maladies. Plus récemment, la recherche clinique médicale a commencé à s'intéresser aux pratiques méditatives et à leur effet sur la douleur, le sommeil, la qualité de vie, le burn-out et l'anxiété.

3. **Une école de formation des nouveaux enseignants.** – À Worcester, le Center for Mindfulness s'est rapidement doté d'un programme de formation professionnelle. Pour développer l'offre de stages, il fallait former des enseignants. Créé en 1979, ce centre fait partie du département de médecine préventive et comportementale de la faculté de médecine de l'université du Massachusetts. Saki Santorelli l'a dirigé de 2000 à 2019. Une trentaine d'enseignants, de chercheurs, de directeurs des programmes pédagogiques ont fait vivre cette école[1] qui, en trente-cinq ans, a formé plus de 14 000 professionnels de santé et a permis la création de presque 800 programmes MBSR à travers

1. Voir le site du centre Oasis : www.umassmed.edu/cfm/training.

le monde. Aujourd'hui, Jon Kabat-Zinn et Saki Santorelli ont laissé la place à une nouvelle équipe. Le centre a trouvé un nouveau souffle en se réorganisant dans une collaboration avec les équipes du département de santé publique de l'Université Brown[1].

Bien sûr, d'autres centres existent, dont certains en Europe, comme à l'université de Bangor, au pays de Galles, dont le programme existe depuis une vingtaine d'années et est actuellement sous la direction de Rebecca Crane[2].

La formation qu'il faut suivre pour devenir enseignant du stage MBSR est habituellement accessible aux professionnels de santé, éducateurs, formateurs sociaux ayant un niveau universitaire équivalent à celui d'une licence, mais aucun diplôme spécifique n'est exigé. Aujourd'hui, de nombreuses autres écoles se créent, et il est parfois un peu difficile de s'y retrouver dans le foisonnement des formations. Il va de soi qu'en dehors des formations à la méditation de pleine conscience laïque, les méditants de différentes traditions ou spiritualités ont leurs propres parcours de formation. Nombreux sont ceux qui, parmi les enseignants laïques formés au parcours MBSR, ont une pratique personnelle bouddhiste.

Dans tous les cas, il est indispensable, avant de débuter, de disposer des références de l'enseignant et de connaître son parcours de formation ainsi que son ancienneté dans la pratique.

---

1. Voir le site du Mindfulness Center at Brown : www.brown.edu/public-health/mindfulness/
2. Voir le site : www.bangor.ac.uk/mindfulness.

4. **Le parcours MBCT.** – Cette approche a rapidement intéressé les spécialistes de la santé mentale soucieux d'accompagner leurs patients atteints de dépression récurrente. Segal, Williams et Teasdale ont élaboré une intervention psychologique de groupe structurée, d'une durée de 8 semaines, qui s'appuie complètement sur le programme MBSR[1]. Ils y ont intégré des éléments de thérapie cognitive pour favoriser le décentrement et le détachement à l'égard des pensées (en particulier négatives ou récurrentes), des émotions ou des sensations corporelles. Ce programme insiste sur l'idée que les pensées sont des productions mentales, mais pas obligatoirement des faits. Il intègre également une approche psycho-éducative qui permet de comprendre la dépression et les différentes stratégies qu'une personne met en œuvre pour la déjouer. Ce programme est moins considéré comme une thérapie que comme une intervention de prévention primaire ou secondaire. Je détaillerai plus précisément son efficacité ultérieurement.

De nombreuses autres approches actuelles dérivent de la *mindfulness*, dans le champ large de la santé mentale et des thérapies comportementales, dévolues plus spécifiquement aux addictions, aux troubles du comportement alimentaire ou aux compulsions, aux troubles du déficit de l'attention avec hyperactivité…

---

1. J.D. Teasdale, Z.V. Segal, J.M. Williams *et alii*, « Prevention of relapse/recurrence in major depression by mindfulness-based cognitive therapy », *Journal of Consulting and Clinical Psychology*, vol. 68, n° 4, août 2000, p. 615-623.

CHAPITRE II

Une tradition millénaire aux mains des neurosciences

I. – La méditation se passe dans le corps, mais induit des changements dans le cerveau

Que faisons-nous exactement lorsque nous méditons ? Quels phénomènes sont alors à l'œuvre dans notre corps et dans notre cerveau ? Dans les premiers moments de la recherche clinique et fondamentale sur les pratiques méditatives, on trouve des travaux conduits par des experts en neurosciences. Bien qu'il n'existe pas aujourd'hui un modèle simple et validé permettant d'expliquer complètement les phénomènes « neurobiopsychologiques » mis en jeu dans la pratique de la méditation de pleine conscience, nous disposons d'informations relativement solides.

Selon l'hypothèse de Bishop[1], la pratique méditative induirait l'entrée dans une expérience

1. S.R. Bishop *et alii*, « Mindfulness : a proposed operational definition », *Clinical Psychology Science and Practice*, vol. 11, n° 3, septembre 2004, p. 230-241.

de métacognition[1] reposant essentiellement sur la stabilisation et la régulation des processus attentionnels et émotionnels, ainsi que sur l'orientation relative à l'expérience de soi. Depuis, de nombreux autres auteurs ont formulé des modèles qui soulignent l'importance de réguler l'attention. En proposant des exercices dans lesquels l'attention est dirigée spécifiquement sur les ressentis corporels, les pensées et les émotions, et en amenant le méditant à recentrer son attention lorsque celle-ci s'échappe, les centres cérébraux dévolus à la régulation de l'attention sont activés. Des modifications anatomiques et fonctionnelles sont mises en évidence à leur niveau. Ainsi, dans la pratique méditative sont mobilisées les zones du cortex cingulaire antérieur, du cortex préfrontal et du striatum impliquées dans le contrôle de l'attention.

Il semble également que le contrôle des émotions et leur régulation soient quelques-uns des piliers sur lesquels repose l'efficacité des pratiques méditatives. Le cortex préfrontal et les aires limbiques comme l'amygdale, zones-clés de la régulation des émotions, sont stimulés par la méditation de pleine conscience. En répétant des exercices au cours desquels les émotions sont observées avec une attitude ouverte, bienveillante et sans réaction particulière, le méditant développe une moindre réactivité à ses émotions, tout en les observant avec plus d'acuité. Ce qui est impliqué ici, ce sont des

1. Connaissance d'un individu sur ses capacités et ses fonctionnements cognitifs. Autrement dit, il s'agit du fait de savoir ce que l'on sait, ce que l'on pense ou ce que l'on ressent.

processus mentaux (observer ses émotions), ainsi que des modifications cognitives (reconnaître ses réactions émotionnelles) et comportementales (se mettre à distance par rapport à sa propre réactivité)[1].

L'insula, le cortex préfrontal médian et le cortex cingulaire postérieur sont également impliqués au cours des exercices de méditation, car ces régions sont liées à l'expérience de soi, troisième composante fondamentale mobilisée par la pratique méditative. Le méditant fait ici attention à sa propre capacité d'être présent à l'expérience de l'instant. Concrètement, les exercices comme le balayage corporel entraînent la reconnaissance des sensations physiques du corps. Des études en imagerie fonctionnelle cérébrale ont montré que les zones cérébrales impliquées dans la reconnaissance de soi sont situées dans les aires corticales médianes comme le cortex préfrontal médian, le cortex cingulaire postérieur et l'insula.

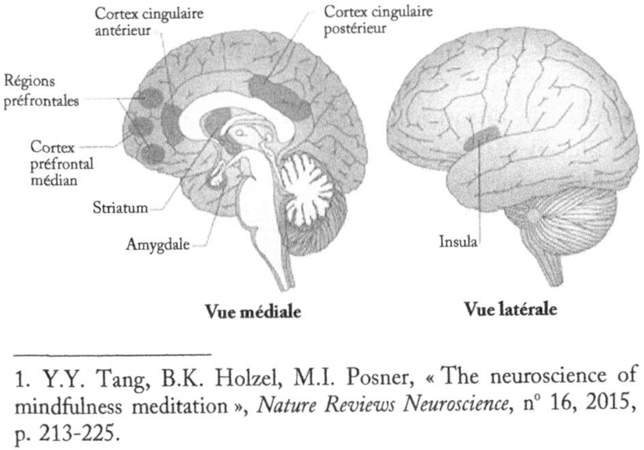

1. Y.Y. Tang, B.K. Holzel, M.I. Posner, « The neuroscience of mindfulness meditation », *Nature Reviews Neuroscience*, n° 16, 2015, p. 213-225.

Ainsi, les chercheurs en neurosciences avancent dans la cartographie colorée des zones du cerveau qui répondent à l'entraînement méditatif.

Ces données descriptives ne sauraient résumer ce que nous aimerions savoir de ces pratiques, mais elles conditionnent la mise en place d'études fonctionnelles qui établiront le lien entre ces changements anatomiques et les bénéfices observés dans le quotidien du méditant.

II. – Le moine dans l'IRM et la plasticité neuronale

Ce sont principalement des expériences de neuroimagerie qui ont apporté des éclairages sur les mécanismes neurologiques impliqués par la pratique méditative. Dans de nombreuses études, des méditants expérimentés comme des moines bouddhistes ont joué les cobayes – Matthieu Ricard est d'ailleurs l'un des plus célèbres d'entre eux. Dans de telles études, le nombre de sujets testés est donc souvent faible. Avec le temps, de nouvelles études ont été publiées, incluant des personnes vierges de toute pratique méditative mais dont l'activité cérébrale a été observée avant et après une formation comparable au stage MBSR.

Ce qu'il faut retenir de ces études, c'est qu'elles ne mettent pas formellement au jour de causalité entre la pratique de la méditation et les effets observés, pas plus qu'elles n'en donnent d'explication mécaniste.

Elles ouvrent plutôt des pistes sérieuses reliant certaines pratiques méditatives à des zones cérébrales dont les rôles et les missions sont de plus en plus précisément identifiés.

Des avancées importantes reposent sur ces études dont certaines des plus connues ont été réalisées par l'équipe de Davidson[1]. Les expériences conduites dans ce prestigieux laboratoire de l'université de Madison, dans l'État américain du Wisconsin, utilisent l'imagerie fonctionnelle cérébrale par résonance magnétique[2]. Après avoir exploré le cerveau de très nombreux participants au cours de pratiques méditatives diverses, les auteurs ont montré que, si les zones stimulées dans le cerveau étaient tout à fait cohérentes avec ce que l'on sait actuellement du contrôle de l'attention ou des émotions, le degré d'entraînement et l'ancienneté de la pratique méditative sont des facteurs qui entrent significativement en jeu dans l'ampleur des phénomènes observés, argument formel en faveur de l'importance d'une pratique régulière.

À l'inverse, chez des novices, les chercheurs ont pu montrer des modifications de l'activité et de l'anatomie cérébrales après seulement quelques semaines

1. R.J. Davidson, A. Lutz, « Buddha's brain : neuroplasticity and meditation », *IEEE Signal Processing Magazine*, vol. 25, n° 1, 2008, p. 174-176.

2. Une forme spéciale d'IRM cérébrale dans laquelle l'imagerie du cerveau est indirecte et reflète les modifications des flux sanguins ainsi que l'oxygénation de certaines zones du cerveau en fonction de l'activité des neurones.

d'entraînement. Dans les formes de pratique méditative utilisant l'attention *focalisée* (comme décrite jusqu'à présent, c'est-à-dire centrée sur les sensations corporelles, les émotions ou les pensées), ces études montrent notre capacité d'améliorer notre attention par la méditation. Dans les études portant sur les pratiques de méditation dite d'« attention ouverte », les auteurs montrent que, grâce à un entraînement soutenu, les méditants développent la capacité à ne pas rester focalisés sur une tâche lorsqu'une deuxième se présente, faisant preuve ici d'une plus grande flexibilité attentionnelle[1].

La pratique méditative peut conduire à des modifications cérébrales anatomiques et fonctionnelles, comme cela est décrit dans le principe de la neuroplasticité cérébrale, qui définit le fait que l'expérience vécue (ou l'entraînement) façonne chaque jour notre cerveau par l'apparition de nouvelles connexions entre les neurones, ou même de nouveaux neurones (création de matière cérébrale). Ainsi, jouer du piano ou courir le 100-mètres modifie également notre cerveau, et les données décrites à propos de la méditation ne sont pas spécifiques à cette activité, mais simplement le reflet de cette neuroplasticité cérébrale qui atteste que notre cerveau se modifie jour après jour en fonction de la vie que nous menons.

1. Notre cerveau a tendance à laisser son attention se centrer sur la première stimulation, quitte à ne pas répondre facilement à un deuxième stimulus.

III. – Le cerveau change, mais notre vie aussi ?

C'est le terrain de jeu des sciences cognitives que d'étudier comment l'action collective de nos neurones permet au cerveau humain de percevoir le monde. S'il est si difficile de décrire les répercussions de la pratique méditative sur nos comportements et sur notre vécu, c'est qu'il n'est pas évident de trouver à quoi la comparer. Participer à une intervention basée sur la *mindfulness* suppose de se rendre à des réunions hebdomadaires, qui jouent un rôle de soutien et d'accompagnement, permettent la création de liens sociaux, ainsi que le partage d'expériences et l'échange dans un cadre sécurisé, ce qui en soi peut expliquer les effets observés. Les études les plus fiables sont donc celles qui ont comparé deux groupes d'intervention où les participants avaient été répartis aléatoirement, l'un dispensant une formation à la méditation de pleine conscience, l'autre proposant une intervention ne différant de l'autre, si possible, que par la pratique méditative. Les groupes de relaxation par exemple sont souvent utilisés comme point de comparaison.

Quels liens est-il possible d'établir entre les modifications cérébrales liées à la pratique méditative et notre bien-être ou notre santé mentale ? Prenons l'exemple de la dépression, pathologie pour laquelle les données scientifiques sont les plus pertinentes. Les liens ont ici été mis en évidence de façon indirecte. De nombreuses études cliniques ont montré que la mise en œuvre d'une pratique méditative régulière permet de diminuer le risque de rechute en cas de dépression récurrente[1]. On a également montré qu'elle modifie le vécu de nos émotions, en particulier négatives, en diminuant notre réactivité aux émotions ressenties après un stimulus négatif et en favorisant un retour plus rapide au climat émotionnel de base après un événement stressant comme le visionnage d'un film d'horreur. Les programmes MBCT semblent particulièrement efficaces pour prévenir les rechutes dépressives : ils diminuent les ruminations mentales, le stress, l'anxiété et favorisent la compassion et la conscience de soi. À ce jour, aucune étude de grande ampleur n'a à la fois vérifié l'effet de la méditation de pleine conscience sur la rechute dépressive, ni étudié, chez les personnes concernées, les modifications anatomiques et fonctionnelles cérébrales qui s'ensuivent. C'est une sorte d'analyse par transitivité qui certifie de plus en plus l'efficacité de cette approche.

1. Dont la plus reconnue est celle de W. Kuyken *et alii*, « Effectiveness and cost-effectiveness of mindfulness-based cognitive therapy compared with maintenance antidepressant treatment in the prevention of depressive relapse or recurrence (PREVENT) : a randomised controlled trial », *Lancet*, vol. 386, n° 9988, 2015, p. 63-73.

CHAPITRE III

La santé et les maladies chroniques

I. – Nous serons tous malades chroniques

Le vieillissement de la population sur notre planète est un phénomène d'une ampleur sans précédent, car l'amélioration des conditions de vie sanitaires et les développements des politiques de santé publique ont entraîné des modifications démographiques majeures. En 2050, presque 20 % des habitants de la planète auront plus de 60 ans[1]. Alors que nous pouvons certainement espérer vivre plus longtemps que nos parents ou nos grands-parents, le risque de devoir vivre avec une maladie chronique n'a pas diminué et ne va sans doute pas diminuer significativement pour nos générations et celles à venir. Pour proposer des politiques de santé adaptées à moyen terme, les États se basent sur les données de la « Global Burden of Disease Study 2017 »[2].

1. En ligne : unfpa.org/ageingreport.
2. L'étude observationnelle épidémiologique la plus vaste disponible, recueillant des données de morbidité et de mortalité au niveau global, national et régional dans le monde ; voir en ligne : thelancet.com/gbd.

Les facteurs intriqués qui sont associés à la dégradation de notre état de santé sous l'effet du vieillissement et des maladies chroniques sont supposés être principalement l'inflammation chronique, la perte d'adaptation au stress métabolique, les causes épigénétiques, l'altération des métabolismes, la perte de la capacité de régénération cellulaire, et d'autres phénomènes biologiques[1]. Mais l'âge reste, de l'avis des experts internationaux réunis par le National Institute of Health[2], le facteur de risque majeur de maladie chronique. Les réflexions centrées sur la façon dont nous pouvons améliorer notre qualité de vie au cours du vieillissement et de nos différentes pathologies chroniques vont donc bon train.

II. – Prendre soin de soi

Qui prendra soin de notre vieillissement ? Qui est responsable de notre santé au fur et à mesure que nous prenons de l'âge ? C'est un débat dans lequel nous n'allons pas entrer ici, si ce n'est pour avancer des arguments scientifiques en faveur de ce qui est à la portée de notre propre action par la pratique méditative. Deux axes de réflexion au moins doivent

1. J.B. Burch, « Advances in geroscience : impact on healthspan and chronic disease », *The Journals of Gerontology. Biological Sciences and Medical Sciences*, vol. 69, suppl. 1, S1-3, juin 2014.
2. Dans un groupe de recherche transversal au NIH dont le centre d'intérêt porte sur les mécanismes du vieillissement : le Trans-NIH Science Interest Group.

sans doute être dégagés. L'un consiste à identifier ce que nous pouvons faire pour bien vieillir, c'est-à-dire maintenir le mieux possible nos capacités fonctionnelles et notre qualité de vie ; l'autre s'intéresse aux interventions que nous pouvons mettre en œuvre pour vivre bien avec ou à la suite d'une maladie chronique. Les deux sujets se recoupent parfois. Dans tous les cas, une grande partie des interventions qui paraissent pertinentes reposent en fait sur nous-mêmes, que nous soyons ou pas aidés par certains professionnels de la diététique, de l'activité physique ou autres. Comment bien vieillir avec la douleur ? Comment bien dormir en vieillissant ? Comment ne pas ressentir l'anxiété et le stress sur le chemin de la fin de notre vie ? Comment améliorer notre qualité de vie malgré des pathologies complexes et le traitement qui les accompagne, ou, une fois en rémission, malgré les séquelles, les incapacités, les pertes fonctionnelles ou les cicatrices physiques ou mentales qui en résultent ?

III. – Bien vieillir en méditant

De nombreuses études montrent que la pratique méditative améliore le fonctionnement cognitif. Elle nous permet en particulier de contrôler notre attention, et de réguler nos expériences affectives. L'entraînement à la méditation diminue la façon dont nous pouvons percevoir le stress. Les effets des pratiques méditatives sur la santé, envisagée dans sa globalité, ainsi que sur le bien-être ou la santé psychologique sont bien établis. En revanche, ces données proviennent majoritairement d'expérimentations conduites chez des sujets jeunes.

C'est pourquoi il est intéressant de se pencher sur la question plus récente de l'application de ces approches dans le cadre du vieillissement, période de la vie qui voit nos capacités physiques et mentales décliner, avec toutes les répercussions que cela suppose sur notre qualité de vie émotionnelle et sur notre santé psychique.

Certaines études montrent qu'il est possible d'endiguer le déclin de nos facultés cognitives en intervenant sur les facteurs de risque. L'approche est alors différente de celle qui cherche à analyser ceux qui sont directement en jeu dans des pathologies comme la maladie d'Alzheimer. Mais entretenir notre « réserve » cognitive devrait nous permettre de vivre mieux avec l'âge et de lutter contre la perte progressive de nos capacités. Dans cette optique, la santé du cerveau passe certainement par l'optimisation de la microcirculation aussi bien que par la réduction de l'exposition aux métabolites toxiques ou par la diminution du stress oxydatif[1], entre autres multiples

1. C'est la théorie du stress oxydant de Denham Harman : le stress oxydatif résulte de l'agression de cellules de l'organisme par des dérivés de l'oxygène, nommés radicaux libres, qui sont produits physiologiquement dans la chaîne respiratoire cellulaire. C'est le déséquilibre entre leur production et leur élimination par les systèmes de protection cellulaires qui pose un problème : il augmente sous l'effet du vieillissement et de bien d'autres facteurs.

facteurs. Dans une étude publiée en 2015, Philippe Lehert identifie des approches diététiques comme le régime méditerranéen, où l'apport en huile d'olive est important, et la pratique du taï-chi comme susceptibles d'avoir un effet sur le maintien des performances cognitives globales[1]. L'entraînement cognitif semble également bénéfique, même si les données manquent encore pour avancer des arguments avec certitude.

Contrôler notre attention, c'est-à-dire être capable de sélectionner et d'intégrer des informations pertinentes en fonction des situations et des tâches, c'est ce qui nous permet de conduire des actions complexes. Avec l'âge, tous les aspects du contrôle attentionnel baissent progressivement[2] : la capacité à nous focaliser sur une cible précise et à maintenir cette focalisation. C'est le lourd tribut qu'il faut payer au vieillissement cérébral. Une étude publiée en 1989[3] a évalué des sujets âgés qui avaient été répartis de façon aléatoire dans quatre groupes. Au premier était proposé de pratiquer la méditation

1. P. Lehert *et alii*, « Individually modifiable risk factors to ameliorate cognitive aging : a systematic review and meta-analysis », *Climacteric*, n° 5, 18 octobre 2015, p. 678-689.
2. C. Lustig, T. Jantz, « Questions of age differences in interference control : when and how, not if ? », *Brain Research*, n° 1612, 2015, p. 59-69.
3. C.N. Alexander *et alii*, « Transcendental meditation, mindfulness, and longevity : an experimental study with the elderly », *Journal of Personality and Social Psychology*, vol. 57, n° 5, 1989, p. 950-964.

transcendantale ; au deuxième, de suivre une intervention basée sur la *mindfulness* ; au troisième, de faire des exercices de relaxation. Aucune intervention particulière n'était proposée au quatrième. Les sujets pratiquant la *mindfulness* ont présenté de meilleurs scores sur l'échelle de la flexibilité cognitive. Leur fluence verbale et leur mémoire se révélaient meilleures que celles des sujets du groupe de relaxation ou du groupe sans intervention. De rares études conduites au décours d'un programme MBSR ont tenté de répondre à cette question. Leurs résultats sont discordants. Difficulté supplémentaire dans cette exploration : les syndromes dépressifs peuvent s'associer à des déficits cognitifs secondaires, le programme de méditation ayant alors peut-être un effet indirect.

Des études plus récentes montrent que des individus âgés qui adoptent spontanément des attitudes de méditants[1] sont moins sujets au vagabondage mental[2], type d'activité mentale qui d'ailleurs diminue quand ils participent à un programme MBSR. Les auteurs d'une amusante étude publiée dans la prestigieuse revue *Science*

1. Certains scores, comme le « Five Facets Mindfulness Questionnaire » permettent d'estimer comment une personne peut centrer son attention sur l'instant présent, avoir des attitudes de métacognition, accueillir les expériences sans jugement ni réactivité, qu'elle ait ou non une formation à la méditation.

2. Le vagabondage mental est ce qui se produit dans notre cerveau lorsque nous ne pensons pas consciemment. C'est alors un réseau « par défaut » qui prend le relais.

en 2010[1] nous rappellent que, contrairement aux animaux, les êtres humains peuvent penser à des événements qui ne sont pas dans le champ de l'instant présent et qui n'ont rien à voir avec leurs activités. Cette faculté est ce qui rend possibles l'apprentissage, le raisonnement et la planification. Néanmoins, elle pourrait bien avoir un coût émotionnel. Grâce à une application pour Smartphone, les auteurs ont pu mettre en place une extraordinaire banque de données décrivant les pensées, les sentiments et les activités de plus de 5 000 personnes de plus de 50 pays, âgées de 18 à 88 ans. L'étude cherchait à savoir à quoi pense notre esprit lorsque notre attention n'est tournée vers rien de particulier (et que le cerveau tourne « par défaut ») et comment cette activité cérébrale est reliée à notre perception du bonheur. Le vagabondage mental a lieu très fréquemment, quelle que soit l'activité en cours. Les données publiées (centrées sur l'analyse de 2 250 personnes vivant aux États-Unis et âgées en moyenne de 34 ans) décrivent un lien entre la perception du bonheur des participants et l'importance de l'activité de vagabondage mental. Les auteurs en concluent que, si la nature de l'esprit est de vagabonder durant presque toutes nos activités, le fait de n'être pas en connexion mentale avec ce que nous faisons (en d'autres termes : ne pas être présent, être en pilotage automatique) contribue à affaiblir notre capacité à percevoir le bonheur.

1. M.A. Killingsworth, D.T. Gilbert, « A wandering mind is an unhappy mind », *Science*, vol. 330, n° 6006, 12 novembre 2010, p. 932.

Dans une approche multidimensionnelle de la qualité de notre vie, la pratique méditative est aussi l'occasion d'explorer moins de détresse émotionnelle et de solitude[1], moins de stress et d'anxiété[2], même en avançant en âge.

---

1. J.D. Creswell *et alii*, « Mindfulness-based stress reduction training reduces loneliness and pro-inflammatory gene expression in older adults : a small randomized controlled trial », *Brain, Behavior, and Immunity*, vol. 26, n° 7, 2012, p. 1095-1101.
2. K. Splevins *et alii*, « Do improvements in emotional distress correlate with becoming more mindful ? A study of older adults », *Aging & Mental Health*, vol. 13, n° 3, 2009, p. 328-335.

CHAPITRE IV

La méditation et le stress

Dans nos sociétés, le stress est devenu tarte à la crème. Tout le monde est stressé ; tout est stressant. Comment y voir clair sans stresser et faire la différence entre ce qui nous stimule normalement et ce qui nous épuise physiquement et moralement ?

I. – Quand un lion pointe son nez…

Quand, dans la savane africaine, nous étions chasseurs et pêcheurs, le stress nous a sauvé la vie plus d'une fois ! Cette réponse « combat-fuite », qui représente une première étape d'adaptation au stress, correspond à ce que les Anglo-Saxons appellent *fly or fight*, décrit initialement par le psychologue américain Walter Bradford Cannon[1]. Fuite ou combat, ces comportements typiques de réaction à un événement menaçant notre équilibre vital ont été caractérisés et associés à la sécrétion de l'adrénaline.

Leurs mystères ont ensuite été éclairés par les travaux de Selye[2]. Ce physiologiste a décrit le stress comme la

1. W.B. Cannon, *Bodily Changes in Pain, Hunger, Fear, and Rage*, New York et Londres, D. Appleton & Company, 1929.
2. H. Selye, *The Stress of Life*, New York, McGraw-Hill, 1956.

réponse de l'organisme aux exigences de l'environnement. Il a très largement contribué à populariser la notion même. Pour lui, toute agression physique induit une réaction stéréotypée visant à rétablir l'homéostasie[1] du milieu intérieur. Ainsi sont mobilisés les systèmes hormonaux et neurologiques. L'originalité de Selye fut d'appréhender le stress comme un phénomène évoluant en trois stades, de la réaction d'alarme et la mobilisation des ressources à la phase d'épuisement – lorsque les réserves ou les capacités d'adaptation sont insuffisantes –, en passant par la recharge des moyens de défense.

Lazarus et Folkman[2] ont opté pour une approche plus globale, faisant sortir l'être humain d'une position passive et stéréotypée à l'égard du stress. Au lien « stimulus-réponse » et à la cascade neuro-endocrinienne décrits par Selye, ils ont intégré les phénomènes cognitifs et les perceptions associées au *vécu* du stress. Aussi l'individu et ses ressources, le facteur stressant et le contexte social sont-ils impliqués dans une relation induisant des comportements d'ajustement. Il n'y a plus de situation « stressante » dans l'absolu, mais une façon de percevoir que tel événement est « stressant », dans un contexte particulier et pour une personne

1. Ce terme désigne les processus de régulation d'un organisme contribuant au maintien des différentes constantes du milieu intérieur (ensemble des liquides de l'organisme) entre les limites des valeurs normales. C'est la façon dont notre écosystème peut s'adapter aux changements et conserver un état d'équilibre.
2. R.S. Lazarus, *Psychological Stress and the Coping Process*, New York, McGraw-Hill, 1966 ; R.S. Lazarus, S. Folkman, *Stress, Appraisal and Coping*, New York, Springer, 1984.

donnée. De nombreux facteurs interviennent donc dans ce modèle, des facteurs susceptibles de modifier la perception du stress, les capacités de réponse et l'intensité des effets du stress sur l'individu.

Dès la perception du stimulus stressant, le cerveau est immédiatement activé dans la région de l'amygdale (zone d'intégration des émotions) en collaboration avec le *locus cœruleus*, noyau du tronc cérébral recevant les informations de la périphérie du corps. Ces deux régions cérébrales qui fonctionnent de concert vont orchestrer ensemble les réponses comportementales et biologiques liées au stress. Le cortex préfrontal est impliqué en raison de sa capacité à évaluer les informations reçues, ainsi que l'hippocampe, qui conserve la mémoire des expériences passées[1].

En physiologie, le stress est donc un phénomène psycho-neuro-biologique mettant en jeu l'axe hypothalamo-hypophyso-surrénalien, la médullo-surrénale et le système nerveux autonome[2].

Sous l'effet du système nerveux sympathique[3], le cœur s'accélère, la pression artérielle augmente et la contraction des vaisseaux oriente la circulation sanguine vers les zones dont le corps a besoin pour fuir (muscles, poumons, cœur...), au détriment de zones qui seront de nouveau vascularisées plus amplement ultérieurement

---

1. M.P. Moisan, M. Le Moal, « Le stress dans tous ses états », *Médecine/Sciences*, vol. 28, n° 6-7, 2012, p. 612-617.
2. D. Goldstein, « Adrenal response to stress », *Cellular and Molecular Neurobiology*, vol. 30, n° 8, 2010, p. 1433-1440.
3. J.A. Herd, « Cardiovascular response to stress », *Physiological Reviews*, vol. 71, n° 1, 1991, p. 305-330.

(appareil digestif et urinaire, organes reproducteurs, peau...). Puis, grâce à l'activation de l'amygdale, sont sécrétés de l'acétylcholine, de la sérotonine, du cortisol et de la noradrénaline (synthétisés grâce à la mise en jeu d'une cascade hormonale traversant l'axe hypothalamo-hypophyso-surrénalien), qui permettent une vigilance accrue et le traitement des informations entrant dans la prise de décision.

Les surrénales, mobilisées par la « corticolibrine » (ou *corticotropin releasing hormone*) produite au niveau de l'amygdale, diffusent à tout l'organisme de la noradrénaline et de l'adrénaline. Les hormones glucocorticoïdes, dont le cortisol, sont également libérées par la surrénale.

Les réserves énergétiques sont alors mobilisées : relargage d'acides gras libres et de glucose dans la circulation par lipolyse, glycolyse et néoglucogénèse hépatique[1].

Mais à ce moment-là, les réponses immunologiques primaires et secondaires sont également engagées, aboutissant à la synthèse de cytokines destinées à la cicatrisation des plaies et à la lutte contre les infections ou les tumeurs[2].

---

1. La lipolyse est un ensemble de voies métaboliques énergétiques permettant la phosphorylation de l'ADP en ATP, grâce à l'oxydation des graisses. La glycolyse est la dégradation du glucose dans les cellules pour leur fournir de l'énergie, la lipolyse et la dégradation des lipides dans le même objectif, et la néoglucogénèse est la formation de glucose par le foie à partir de dérivés non glucidiques.
2. F.S. Dhabhar, « Effects of stress on immune function : the good, the bad, and the beautiful », *Immunologic Research*, vol. 58, n° 2, 2014, p. 193-210.

Ces réactions physiologiques concourent donc à notre protection et à notre défense, à condition qu'elles ne durent pas trop longtemps et ne se répètent pas quotidiennement !

II. – Le stress chronique nous rend malades

Le stress chronique est notre véritable problème. La répétition quotidienne de contextes vécus comme « stressants » active en permanence ces réactions physiologiques aboutissant à un emballement du système et à l'épuisement des mécanismes de compensation. Le retour à l'équilibre n'est jamais possible et, de semaines en semaines, les conséquences commencent à se faire sentir.

Le stress, qui nous sauve la vie lorsque nous traversons la rue[1], devient alors toxique et joue probablement un rôle majeur dans la survenue de diverses pathologies.

Les hormones sécrétées au cours du stress chronique (principalement le cortisol) ont un effet défavorable sur le fonctionnement cérébral. Des altérations fonctionnelles et structurales ont été observées sous l'effet du stress chronique, par exemple une diminution du nombre de connexions synaptiques (connexions entre neurones) dans certaines régions du cerveau. Notre comportement s'en trouve modifié, à savoir notre attention, notre mémoire de travail et notre flexibilité comportementale.

1. Comme le raconte le professeur Roland Jouvent dans *Le Cerveau magicien* (Paris, Odile Jacob, 2013).

Des anomalies complexes de la sécrétion et de l'activité fonctionnelle des glucocorticoïdes ont des répercussions sur différents métabolismes. Ils entraînent une résistance à l'insuline et une intolérance au glucose, voire un diabète. La réponse immunitaire innée est stimulée, induisant un contexte pro-inflammatoire.

Concrètement, le stress chronique est associé à l'augmentation du risque de maladies cardio-vasculaires et de diabète[1], et peut-être de l'obésité[2]. Il a été lié aussi à la survenue de certaines pathologies psychiatriques et de la maladie d'Alzheimer. Enfin, de nombreuses études ont tenté de relier l'exposition au stress au risque de survenue du cancer, en raison des liens entre le stress psychologique et, pour certains cancers, les comportements à risque afférents comme la consommation de tabac ou d'alcool. Les résultats, assez discordants[3], ne permettent pas de conclusion formelle.

III. – Vivre son stress en pleine conscience

Selon Jon Kabat-Zinn, le terme « stress » est couramment utilisé pour caractériser des *situations*

---

1. S.J. Kelly *et alii*, « Stress and type 2 diabetes : a review of how stress contributes to the development of type 2 diabetes », *Annual Review of Public Health*, n° 36, 18 mars 2015, p. 441-462.
2. S.T. Nyberg, « Job strain in relation to body mass index : pooled analysis of 160 000 adults from 13 cohort studies », *Journal of Internal Medicine*, vol. 272, n° 1, juillet 2012, p. 65-73.
3. K. Heikkilä *et alii*, « Work stress and risk of cancer : meta-analysis of 5700 incident cancer events in 116 000 European men and women », *British Medical Journal*, vol. 7, n° 346, 7 février 2013, f165.

pourtant *très différentes* les unes des autres. Tous les moments difficiles de notre vie induisent une expérience de stress, qu'ils surviennent dans le champ personnel ou professionnel, qu'ils soient consécutifs à une fatigue intense, à une frustration, à de la violence, à des douleurs ou à d'autres phénomènes encore.

Les occasions de vivre sous stress sont multiples : nous devons jour après jour *nous adapter en permanence* à un environnement changeant. Nos réactions habituelles aux situations stressantes se sont construites au cours du temps et sont devenues des *automatismes*.

Pour mieux vivre le stress, Jon Kabat-Zinn propose donc de prendre *en considération les émotions* plutôt que de les dénier. Il considère que l'effet qu'elles auront finalement sur notre santé dépend de la façon dont nous réagissons au changement et de notre habileté naturelle à y répondre tout en gardant notre sentiment de *cohérence intérieure*.

Dans le parcours MBSR, l'accent sera donc mis sur le stress. Les participants doivent prendre conscience de la façon dont ils sont pris dans un tourbillon de facteurs stressants inhérents à la vie. Différents exercices permettent d'explorer le vécu de ces événements stressants et nos réactions. C'est par l'observation de nos expériences que sont approchés nos schémas comportementaux. Tous les symptômes du stress sont donc discutés en groupe. En favorisant une meilleure connaissance des mécanismes du stress, en général et dans leurs particularités individuelles, les participants finissent par porter un regard différent sur le stress. Ils prennent conscience de ce qu'ils sont capables de faire pour s'y adapter.

La liste des ressources auxquelles nous recourons pour moins sentir les effets du stress est établie et discutée. Certaines, comme le sport ou la relaxation, peuvent être positives, mais nombre d'entre elles présentent des risques ou ne sont pas nécessairement recommandées pour la santé, à long terme : le tabac, l'alcool, les médicaments, la violence, une charge de travail excessive…

Par la pratique, on apprend donc à reconnaître quand le stress est en train de monter en nous. Sans cet entraînement, notre perception est souvent rétrospective, lorsque nous avons déjà réagi avec plus ou moins de succès à la situation.

Les exercices de méditation comme le balayage corporel amènent à explorer et à partager des sensations physiques, agréables, désagréables ou neutres, qui font le panorama de nos expériences sensorielles. Ce rapprochement avec nos sens est la première étape qui ouvre ensuite sur la possibilité d'explorer la manière dont, au cours de chaque journée, notre corps nous envoie des signaux clairs sur notre exposition au stress. L'exploration détaillée et attentive de la séquence des événements sensoriels physiques, mentaux et émotionnels, telle qu'elle est proposée dans le parcours MBSR, exerce les participants à identifier par eux-mêmes les signes avant-coureurs de leur stress.

Ayant développé une meilleure capacité à repérer les moments où le stress monte, les participants du parcours sont par la suite invités à s'entraîner à « être » avec ces sensations et ces émotions et à leur faire de la place pour les laisser exister. Ne pas les éviter, mais les vivre tranquillement. Cette position d'accueil devant le stress permet elle seule de retrouver un degré de liberté dans nos choix et comportements. Il est de nouveau possible de répondre à une situation sans forcément y réagir de façon automatique en laissant nos schémas habituels l'emporter en réaction au stimulus.

Cliniquement, les effets de la méditation de pleine conscience sur le stress ont été largement évalués. Dans ces études, les outils d'évaluation du stress sont souvent des échelles de stress perçu, donc des éléments déclaratifs de réponse à des questionnaires validés cliniquement.

L'une des plus grandes analyses sur ce sujet a été publiée en 2014 par le prestigieux *Journal of the American Medical Association*[1]. Pour augmenter sa pertinence, elle passe en revue les résultats de différentes études cliniques répondant à des critères méthodologiques de qualité, dont elle analyse les données de façon globale et conjointe. 47 études cliniques incluant 3 320 participants ont été prises en considération. Il en ressort que la méditation de pleine conscience a un effet statistiquement significatif sur l'anxiété, la dépres-

---

1. M. Goyal *et alii*, « Meditation programs for psychological stress and well-being : a systematic review and meta-analysis », *Journal of the American Medical Association*, mars 2014, vol. 174, n° 3, p. 357-368.

sion et la douleur. Ces pratiques ont donc des répercussions favorables sur les conséquences émotionnelles et physiques causées par le stress. La majorité des études prises en compte concernaient des patients (souffrant de cancer, de fibromyalgie, d'insuffisance respiratoire, de démence, de diabète, d'infection par le VIH, de maladies cardio-vasculaires...) ou des « aidants ». Beaucoup d'autres comparaient la méditation de pleine conscience à la méditation transcendantale, et à d'autres formes d'interventions actives. Aucune n'a comparé la méditation de pleine conscience à l'absence d'intervention. Malgré l'hétérogénéité des études retenues, l'article du *Journal of the American Medical Association* conclut que la méditation de pleine conscience a un effet favorable sur les dimensions négatives du stress, au sens de détresse psychologique. Aucun effet secondaire péjoratif n'a été rapporté parmi les participants à ces groupes de *mindfulness*. En revanche, ces résultats n'ont été recueillis qu'à la fin du programme de 8 semaines, cette étude ne fournissant donc pas d'informations sur ses effets à plus long terme.

Dix-sept études portant sur une population de sujets en bonne santé, vivant majoritairement aux États-Unis ou au Royaume-Uni, ont également pu être analysées par ailleurs[1]. Les sujets étaient des étudiants des filières

1. M. Sharma, « Mindfulness-based stress reduction as a stress management intervention for healthy individuals : a systematic review », *Journal of Evidence-Based Complementary & Alternative Medicine*, vol. 19, n° 4, octobre 2014, p. 271-286.

de santé, des professionnels de santé ou des enseignants. Le programme de méditation de pleine conscience évalué dans cette méta-analyse durait entre 4 et 8 semaines, pour 8 à 32 heures d'enseignements, à quoi s'ajoutaient des exercices à domicile. Ici aussi, le stress était mesuré grâce à des échelles de stress perçu, parfois combinées à des échelles permettant d'évaluer le burn-out ou l'autocompassion. Une fois de plus, toutes ces études ont montré que la méditation de pleine conscience avait des effets favorables sur le stress.

Très peu d'auteurs ont essayé d'observer les répercussions de la *mindfulness* sur les biomarqueurs du stress en analysant les dosages hormonaux ou les dosages de cytokines inflammatoires avant et après une formation à la méditation.

Une étude, publiée en 2017[1], s'est intéressée à une population de patients souffrant d'anxiété généralisée, une forme sévère d'anxiété qui se manifeste quotidiennement dans la vie du patient, sans aucun facteur déclenchant particulier. Soixante-dix patients ont donc suivi un stage MBSR ou un programme sur l'attention (après tirage au sort). Avant et après, des dosages de leurs taux hormonaux et de leurs cytokines inflammatoires ont été réalisés. Si une amélioration des paramètres biologiques a pu être notée dans les deux groupes, la variation était significativement plus

1. E.A. Hoge *et alii*, « The effect of mindfulness meditation training on biological acute stress responses in generalized anxiety disorder », *Psychiatry Research*, 25 janvier 2017.

importante dans le groupe ayant participé à un stage MBSR. Ces données seront bien sûr à confirmer, mais elles suggèrent que la résilience clinique au stress apportée par la pratique méditative est confirmée par les effets qu'elle produit sur la réactivité biologique.

CHAPITRE V

Anxiété, dépression et burn-out

L'Organisation mondiale de la santé (OMS) définit la santé mentale comme « un état de bien-être dans lequel une personne peut se réaliser, surmonter les tensions normales de la vie, accomplir un travail productif et contribuer à la vie de sa communauté. Dans ce sens positif, la santé mentale est le fondement du bien-être d'un individu et du bon fonctionnement d'une communauté »[1]. L'OMS nous prédit que les troubles mentaux seront le défi des années à venir le plus difficile à surmonter dans les sociétés occidentales, le stress, l'anxiété et la dépression devenant en 2020 la deuxième cause de maladie[2]. Certaines populations seront plus exposées, comme les personnes vivant avec une maladie chronique[3] ou dans des conditions sociales, économiques ou professionnelles défavorables.

C'est certainement dans le domaine de l'anxiété et de la dépression que les effets de la pratique méditative laïque ont été les plus documentés. L'enjeu est de taille

1. Voir le site de l'OMS : https://www.who.int/fr/home.
2. En ligne : drbarbaramariposa.com/mental-health-in-the-workplace.
3. Environ 20 millions de personnes en France actuellement.

puisque les troubles dépressifs majeurs se classent parmi les troubles de santé mentale les plus courants et peuvent toucher jusqu'à 16 % des adultes. Si le traitement initial de la dépression est efficace, il n'en reste pas moins que le taux de rechutes est significatif (jusqu'à 50 % après le premier épisode et jusqu'à 80 % après le troisième épisode). Alors que les traitements non pharmacologiques semblent peu aboutir à la rémission[1] (même si certains d'entre eux peuvent rendre les symptômes plus supportables), ces approches sont très souvent considérées dans la perspective d'une consolidation de la rémission et dans la prévention des rechutes.

L'anxiété (anticipation d'une menace potentielle ou future) est une émotion qui appartient à l'éventail normal de nos sentiments. Elle favorise la survie en nous protégeant d'une exposition à un danger. C'est seulement au XXe siècle que, dans les classifications psychiatriques, l'anxiété est apparue comme une pathologie, alors qu'elle est déjà bien documentée par les philosophes grecs et latins. On a pu rapprocher par exemple les philosophies stoïcienne et épicurienne de nos thérapies cognitives et comportementales. Sénèque, dans *De la brièveté de la vie*, mettait déjà en garde contre l'anxiété et proposait de centrer notre attention sur le présent pour atteindre à la tranquillité du cœur. Il imaginait même possible de se sentir vivre dans un seul temps, fusion du passé, du présent et de l'avenir.

1. W.H. Farah *et alii*, « Non-pharmacological treatment of depression : a systematic review and evidence map », *Evidence-Based Medicine*, vol. 21, n° 6, décembre 2016, p. 214-221.

Le burn-out, quant à lui, est plus difficile à définir[1]. Des facteurs personnels et professionnels prennent part à la survenue de symptômes comme (entre autres) l'épuisement émotionnel, la dépersonnalisation et la perte du sentiment d'accomplissement professionnel. 5 à 10 % de la population pourrait être dans une situation de burn-out[2]. La méditation de pleine conscience peut alors jouer un rôle à la fois préventif et curatif, associée à des réflexions organisationnelles, politiques, psychologiques déclinées en objectifs individuels : diminuer les symptômes du stress et les symptômes organisationnels, limiter les « stresseurs » dans le milieu du travail, etc.

Les approches méditatives laïques sont ici à leur place la plus pertinente, tant dans le cadre d'une prise en charge médicalisée de la dépression qu'en vue du bien-être global, à l'échelle de la société, en réponse à l'anxiété, ou encore dans la perspective d'une réflexion pragmatique sur la prévention des risques psychosociaux des professionnels.

Dès la création de la « clinique de réduction du stress » par Jon Kabat-Zinn, des psychologues ont remarqué le potentiel de ces pratiques et l'intérêt qu'elles pouvaient présenter dans le champ de la santé mentale. Certains ont même proposé de rapprocher l'approche cognitive et la méditation de pleine conscience. Se penchant au départ seulement sur

---

1. H.J. Freudenberger, « Staff burn-out », *Journal of Social Issues*, n° 30, 1974, p. 159-165.
2. P. Zawieja, *Le Burn out*, Paris, Puf, « Que sais-je ? », 2015.

certains aspects de la méditation de pleine conscience, comme le repérage précoce d'indices précurseurs de la rechute ou la capacité de se décentrer des idées négatives, ils ont finalement construit une approche structurée, très proche du protocole MBSR, spécifique à la prise en charge de l'anxiété et de la dépression.

I. – Zindel Segal, Mark Williams et John Teasdale

Zindel Segal est professeur de psychologie cognitive, titulaire de la chaire Morgan-Firestone en psychothérapie à l'université de Toronto. Spécialiste de la dépression, il a, depuis vingt-cinq ans, consacré ses recherches aux facteurs qui favorisent la rechute dépressive. Également spécialiste des thérapies cognitives et comportementales, il a montré dans ses travaux et ses publications[1] comment, chez des personnes ayant déjà expérimenté un épisode de dépression, le moindre fléchissement passager de l'humeur déclenche des ruminations et des pensées négatives.

Mark Williams, professeur émérite de psychologie clinique, également spécialiste de la dépression, a créé et dirigé jusqu'en 2013 l'Oxford Center for Mindfulness de l'université d'Oxford (département de psychiatrie). Ses travaux ont surtout porté sur les facteurs

1. Z. Segal *et alii*, « Challenges in preventing relapse in major depression. Report of a National Institute of Mental Health Workshop on state of the science of relapse prevention in major depression », *Journal of Affective Disorders*, vol. 77, n° 2, novembre 2003, p. 97-108.

déterminant le risque de suicide chez les personnes souffrant de dépression.

John Teasdale, scientifique et chercheur à l'université d'Oxford, puis à Cambridge, dont les travaux ont porté sur les troubles émotionnels, a quant à lui été l'un des pionniers dans l'application des thérapies cognitives et comportementales en cas de dépressions majeures. Il a montré comment la réactivité émotionnelle s'aggrave de façon importante après quelques épisodes dépressifs[1], même pendant les périodes de rémission. Il a également établi que ces perturbations de l'humeur, ou vulnérabilité cognitive, plus fréquentes après un épisode dépressif, peuvent considérablement augmenter le risque de rechute[2].

Tous trois ont élaboré le programme MBCT (*mindfulness based cognitive therapy*)[3], un programme issu du cycle MBSR et destiné à protéger de la vulnérabilité cognitive les personnes dépressives stabilisées pour diminuer leur risque de rechute. Ils se sont appuyés sur leur expérience et leurs recherches antérieures[4]

---

1. J.D. Teasdale, S.G. Cox, « Dysphoria : self-devaluative and affective components in recovered depressed patients and never depressed controls », *Journal of Psychological Medicine*, vol. 31, n° 7, 2001, p. 1311-1316.
2. J.D. Teasdale, « Cognitive vulnerability to persistent depression », *Cognition and Emotion*, vol. 2, n° 3, 1988, p. 247-274.
3. Z.V. Segal, J.M. Williams, J.D. Teasdale, *Mindfulness-based Cognitive Therapy for Depression : a New Approach to Preventing Relapse*, New York, Guilford Press, 2001.
4. Z.V. Segal, J.M. William, J.D. Teasdale, M. Gemar, « A cognitive science perspective on kindling and episode sensitization in recurrent affective disorder », *Psychological Medicine*, vol. 26, n° 2, mars 1996, p. 371-380.

pour faire le lien entre la fragilité des personnes dépressives et la façon dont la méditation de pleine conscience peut les aider à diminuer ce risque[1]. Concrètement, ce programme, basé sur l'approche de Jon Kabat-Zinn, y ajoute des éléments de thérapie cognitive et comportementale adaptés à la dépression[2]. Les participants, en développant leur capacité de métacognition et en apprenant à observer leurs émotions sans y réagir et sans les juger, diminuent leur réactivité aux affects négatifs et stabilisent leur humeur.

La preuve des effets positifs des deux approches MBSR et MBCT sur l'anxiété et la dépression n'est donc plus à établir.

II. – Méditer pour ne plus déprimer

En avril 2015 a été publiée une étude qui, dans le champ de la santé, a sans doute compté parmi les plus remarquées à ce jour concernant l'évaluation des bénéfices qu'il est possible de tirer de la méditation de pleine conscience. Elle a été signée par différentes équipes de psychiatres et de psychologues spécialisés dans la prise en charge de la dépression par la méditation de pleine conscience au Royaume-Uni. L'étude

1. J.D. Teasdale, Z.V. Segal, J.M. Williams, « How does cognitive therapy prevent depressive relapse and why should attentional control (mindfulness) training help ? », *Behaviour Research and Therapy*, vol. 33, n° 1, janvier 1995, p. 25-39.
2. A.T. Beck, A.J. Rush, B.F. Shaw, G. Emery, *Cognitive Therapy of Depression*, New York, Guilford Press, 1979.

a été financée par diverses institutions nationales de la recherche, dont le ministère de la Santé anglais.

Dans cet essai thérapeutique, deux groupes d'individus atteints de dépression et ayant connu de multiples rechutes (au moins trois épisodes) participent, après avoir été sélectionnés par tirage au sort, à deux groupes de traitement. Alors qu'ils sont sous traitement, ils vont soit continuer leur traitement à l'identique, soit suivre un programme MBCT et arrêter progressivement leur traitement médicamenteux. Les auteurs s'intéressent alors au délai qui s'est écoulé entre le début de l'étude et la survenue d'une éventuelle rechute en fonction du traitement. Pour diminuer les biais, les personnes analysant les résultats ne connaissent pas le type de traitement que reçoivent les patients. 424 personnes suivies dans 95 centres ont été incluses dans cette étude, qui avait déjà évalué plus de 2 000 candidats. Le suivi a duré 24 mois. Le résultat le plus important de l'étude montre que le délai entre le début de l'étude et la survenue d'un épisode de rechute n'est pas différent entre les deux groupes. C'est donc une démonstration importante établissant qu'un traitement médicamenteux et la mise en place d'une pratique méditative avec interruption progressive du traitement médical produisent le même effet sur le délai de rechute de la dépression[1].

1. W. Kuyken *et alii*, « Effectiveness and cos-effectiveness of mindfulness-based cognitive therapy compared with maintenance antidepressant treatment in the prevention of depression relapse or recurrence (PREVENT) : a randomised controlled trial », *Lancet*, vol. 386, n° 9988, 4 juillet 2015, p. 63-73.

Bien sûr, les observations réalisées dans le cadre d'une étude clinique ne se retrouvent pas systématiquement « dans la vraie vie » chez toutes les personnes atteintes de la même pathologie. Mais une telle publication démontre pour la première fois que les deux approches ont une efficacité équivalente, sans surcoût ni effets secondaires particuliers dans le groupe ayant suivi le stage MBCT. C'est aussi pourquoi les patients britanniques concernés par cette pathologie sont incités à suivre des pratiques méditatives, ainsi que le recommande l'Institut national pour l'excellence clinique[1].

Concernant l'anxiété, l'évaluation des effets de la méditation de pleine conscience dépend de la définition que l'on en donne. Peu d'études répondent aux critères de qualité attendus dans la recherche clinique. Néanmoins, l'intérêt de la pratique méditative est souligné dans de nombreux articles : celle-ci diminuerait les répercussions des symptômes anxieux et lutterait contre la stigmatisation de la prise en charge psychiatrique ou les effets secondaires des traitements médicamenteux. Si, dans le cadre du traitement de l'anxiété pathologique, la comparaison frontale entre une approche « corps-esprit » et un traitement anxiolytique est rarement en faveur des thérapies non médicamenteuses, on signale dans de

1. National Institute for Clinical Excellence (NICE), « Depression : the treatment and management of depression in adults (update) », *Clinical Guideline*, n° 90, 2009 ; en ligne : www.nice.org.uk/guidance/cg90.

nombreuses études un bénéfice sur le vécu de l'anxiété, évalué sur une échelle conçue à cet effet. Dans une étude portant sur l'analyse cumulée de la participation de plus de 3 000 personnes à des essais thérapeutiques, des auteurs montrent un effet modéré, quoique significatif sur l'anxiété du protocole MBSR, effet qui ne se retrouve pas dans d'autres formes d'approches méditatives comme la méditation avec des mantras[1]. D'autres protocoles d'intervention, comme l'activité physique, la relaxation musculaire ou les thérapies comportementales, à quoi le protocole MBSR a été comparé, produisaient un effet similaire, pas même supérieur. Deux autres auteurs ont analysé l'intérêt de la *mindfulness* dans la prise en charge de l'anxiété[2], en reprenant les résultats de différentes études antérieures et en montrant que cette approche diminue de façon efficace les symptômes liés à l'anxiété.

Quant à ses effets sur le burn-out, la *mindfulness* a surtout été étudiée dans les populations de personnels soignants, car la découverte de la pratique

---

1. M. Goyal *et alii*, « Meditation programs for psychological stress and well-being : a systematic review and meta-analysis », *Journal of the American Medical Association. Internal Medicine*, vol. 174, n° 3, 2014, p. 357-368.
2. J. Vollestad *et alii*, « Mindfulness-and acceptance-based interventions for anxiety disorders : a systematic review and meta-analysis », *British Journal of Clinical Psychology*, vol. 51, n° 3, 2012, p. 239-260 ; et S.G. Hofmann *et alii*, « The effect of mindfulness-based therapy on anxiety and depression : a meta-analytic review », *Journal of Consulting and Clinical Psychology*, vol. 78, n° 2, 2010, p. 169-183.

méditative est également un facteur important permettant d'améliorer la qualité de la relation entre le soignant et le soigné. Les personnes qui travaillent à la relation d'aide sont particulièrement exposées au stress professionnel par le caractère émotionnellement intense de leurs interactions avec autrui, qui sont souvent des relations de service. Différentes études[1] montrent combien les soignants peuvent tirer un parti bénéfique d'une formation qui leur est spécialement dévolue, où d'ailleurs ils développent des compétences en *mindfulness* pour eux-mêmes mais aussi pour la relation thérapeutique. Dans de telles études, le burn-out est mesuré le plus souvent par l'échelle de Christina Maslach[2], et il décroît après la participation à une formation à la méditation de pleine conscience, le plus souvent le protocole MBSR. On comprend dès lors pourquoi cette approche est souvent associée à la diminution du stress professionnel. Mais la littérature s'est aussi intéressée à d'autres catégories de professionnels, avec les mêmes résultats : les enseignants, les aidants, les sportifs de haut niveau, les développeurs en informatique... semblent en tirer les mêmes avantages à titre préventif.

---

1. Voir par exemple L. Fortney *et alii*, « Abbreviated mindfulness intervention for job satisfaction, quality of life, and compassion in primary care clinicians : a pilot study », *Annals of Family Medicine*, vol. 11, n° 5, 2013, p. 412-420.
2. C. Maslach *et alii*, « The measurement of experienced burnout », *Journal of Occupational Behaviour*, vol. 2, 1981, p. 99-113.

III. – Quels mécanismes en jeu ?

Les personnes dépressives ont tendance à porter davantage attention aux émotions négatives, lesquelles induisent souvent des pensées négatives et une propension à l'autocritique. Cette spirale s'auto-entretient et favorise la rechute dépressive. Le programme MBCT associe la découverte de la méditation de pleine conscience à une approche comportementale et psychoéducative[1]. Les participants découvrent les caractéristiques de leurs propres modes de fonctionnement, en particulier le mode « pilotage automatique » qui les fait passer de ruminations mentales et d'idées négatives à un enchaînement émotionnel et comportemental automatique conduisant à augmenter le risque de rechute. Repérer ces automatismes, prendre conscience que les pensées ne sont pas des faits réels, s'entraîner à accueillir les émotions négatives, à les tolérer et à les explorer sans porter sur elles de jugement particulier et sans surréagir, voilà autant d'actions qui sont de véritables apports à mettre au crédit de la *mindfulness*, qui aide à stabiliser l'humeur et à contrôler ses émotions[2]. Parmi les avantages de la pratique

1. Z.S. Segal *et alii*, « Thérapie cognitive basée sur la pleine conscience : état actuel et applications futures », *Santé mentale au Québec*, vol. 38, n° 2, 2013, p. 65-82.
2. G. Bondolfi *et alii*, « Les approches psychothérapeutiques basées sur la pleine conscience (*mindfulness*) : entre vogue médiatique et applications cliniques fondées sur des preuves », *Psychothérapies*, vol. 31, n° 3, 2011, p. 167-174.

méditative, insistons sur le fait qu'elle permet d'observer les ruminations mentales comme de simples événements mentaux, augmentant ainsi la capacité à vivre les expériences agréables, à apprécier des activités simples du quotidien. L'apprentissage de la *mindfulness* développe une posture de non-jugement. Cette faculté à contenir ses pensées autocritiques en sorte qu'elles ne conduisent pas à modifier l'humeur générale est un atout majeur au regard de la dépression, qui se caractérise par un rapport de cause à effet entre l'autocritique et des états cognitifs négatifs[1]. En étant davantage ancré dans le présent, en diminuant les anticipations négatives et les soucis[2], celui qui acquiert des compétences dans la pratique de la *mindfulness* crée des conditions favorables à sa rémission[3].

L'anxiété va souvent de pair avec une hypervigilance sensorielle, un défaut de flexibilité cognitive, l'évitement. Pratiquer la méditation de pleine conscience permet, dans les situations anxieuses, d'accueillir les sensations corporelles liées à l'anxiété en se contentant de les reconnaître. S'ensuit un phénomène de

1. L.Y. Abramson *et alii*, « Cognitive vulnerability-stress models of depression in a self-regulatory and psychobiological context », in I.H. Gotlib, C.L. Hammen (éd.), *Handbook of Depression*, New York, Guilford Press, 2002, p. 268-294.
2. T. Batink *et alii*, « How does MBCT for depression work ? Studying cognitive and affective mediation pathways », *PLoS One*, vol. 8, n° 8, 2013, e72778.
3. E.L. Garland *et alii*, « Mindfulness training promotes upward spirals of positive affect and cognition : multilevel and autoregressive latent trajectory modeling analyses », *Frontiers in Psychology*, vol. 6, n° 15, 2015.

décentration, c'est-à-dire que le méditant se « désengage » alors de ses expériences internes, les observant sans y réagir immédiatement[1]. Elle participe aussi de la réévaluation cognitive, nouvelle relation que celui qui médite établit entre ses émotions et le sens qu'il leur donne.

Finalement, beaucoup de données concourent à associer la pratique de la méditation de pleine conscience, ou *mindfulness*, à une meilleure santé psychologique, à moins de stress et à moins d'anxiété. Comme nous l'avons vu, la pratique méditative présente un intérêt non négligeable dans la prévention de la dépression et du burn-out. Dans le monde professionnel et celui de l'entreprise, l'offre de formation à la méditation est d'ailleurs de plus en plus riche, s'appuyant sur un bénéfice potentiel pour la qualité de vie au travail mais aussi, puisqu'elle favorise la concentration, pour la productivité. Destinées aux dirigeants, les pratiques méditatives développent l'intelligence émotionnelle, ainsi qu'une qualité de présence, d'écoute empathique et de bienveillance dans les relations interhumaines professionnelles.

---

1. A. Desrosiers *et alii*, « Mapping mindfulness facets onto dimensions of anxiety and depression », *Behavior Therapy*, vol. 44, n° 3, septembre 2013, p. 373-384.

CHAPITRE VI

Douleur chronique et méditation

La douleur est un symptôme très largement éprouvé dans de très nombreux contextes pathologiques. Malgré une activité de recherche intense durant ces dernières décennies, les mécanismes intimes neurobiologiques associés à la douleur chronique ne sont pas bien identifiés. En revanche, il est clair que la douleur chronique est un problème de santé publique majeur conduisant à la détresse, à la dépression, au handicap, à l'incapacité professionnelle et à des problématiques de consommation de thérapeutiques toxiques, comme les dérivés opioïdes, ou de dépendance, comme à l'alcool.

I. – « Sois sage, ô ma douleur… »

S'il est assez difficile de recenser précisément le nombre de personnes qui sont concernées par les douleurs chroniques, certaines études révèlent des chiffres impressionnants : 50 à 80 % de nos congénères feraient l'expérience de douleurs lombaires au cours de leur existence ; 8 % de la population européenne se plaint de douleurs lombaires durant plus de 12 semaines par an ; jusqu'à 20 % des enfants se plaignent également de douleurs chroniques…

Les répercussions de la douleur chronique sont multiples. Les conséquences peuvent être physiques, mais aussi émotionnelles et sociales. Les patients qui souffrent ne se sentent plus en bonne santé, ils modifient leurs activités quotidiennes pour s'adapter à la douleur, transforment leurs relations sociales, souvent en s'isolant davantage. Le poids que ces douleurs font peser sur leurs familles, leurs conjoints et leurs enfants est considérable.

L'OMS a défini le concept d'invalidité permanente ou temporaire liée à la douleur. Ce concept est utile pour estimer le nombre d'années de vie vécues avec ou sans cette invalidité, en fonction des pathologies. Celles qui sont définies par des douleurs chroniques appartiennent au top 10 des pathologies induisant une incapacité[1]. Quel que soit l'âge, les femmes sont toujours plus touchées par la douleur chronique que les hommes.

Aux États-Unis, on estime à 30 % la part de la population déclarant souffrir de douleurs chroniques. Le poids économique de cette prise en charge est immense : pour 100 millions d'adultes souffrant de

1. T. Vos *et alii*, « Years lived with disability (YLDs) for 1 160 sequelae of 289 diseases and injuries 1990-2010 : a systematic analysis for the Global Burden of Disease Study 2010 », *Lancet*, vol. 380, n° 9859, 2012, p. 2163-2196.

douleurs chroniques aux États-Unis en 2008, le coût de la prise en charge annuelle est estimé entre 560 et 635 milliards de dollars[1].

Si la cause initiale de la douleur est souvent d'ordre inflammatoire ou traumatique, seules certaines personnes développent par la suite des douleurs chroniques, l'intensité de ces dernières variant beaucoup en fonction de la sévérité de l'atteinte et de la réponse de l'organisme aux analgésiques. On soupçonne le patrimoine génétique d'être en cause, mais cet aspect est mal connu, quelques auteurs commençant toutefois à mettre au jour des phénomènes épigénétiques[2] impliqués dans la susceptibilité et la tolérance à la douleur chronique[3].

Le traitement de la douleur est souvent mal pris en charge, malgré une reconnaissance légale (loi Neuwirth de 1995), trois plans nationaux[4] et un quatrième, initialement prévu de 2013 à 2017, qui n'a jamais été mis en œuvre. Les approches reposant sur des thérapies cognitives et comportementales sont reconnues

---

1. N. Henschke *et alii*, « The epidemiology and economic consequences of pain », *Mayo Clinic Proceedings*, vol. 90, n° 1, janvier 2015, p. 139-147.
2. Tandis que la génétique correspond à l'étude des gènes, l'épigénétique décrit la façon dont les gènes de nos cellules sont utilisés ou non, activés ou non. Les modifications de l'utilisation de nos gènes sont réversibles et peuvent être transmises à notre descendance.
3. F. Denk *et alii*, « Pain vulnerability : a neurobiological perspective », *Nature Neuroscience*, vol. 17, n° 2, février 2014, p. 192-200.
4. Plan d'action triennal de lutte contre la douleur (1998-2000), programme de lutte contre la douleur (2002-2005) et plan d'amélioration de la prise en charge de la douleur (2006-2010).

et recommandées[1], bien que leur effet semble rester modeste. Lorsque la douleur chronique n'est pas complètement calmée, ce qui est le plus souvent le cas, un travail d'acceptation de la situation peut aider à améliorer considérablement la qualité de vie.

II. – Comment la méditation peut-elle aider à mieux vivre la douleur ?

De nombreux arguments plaident pour que la personne qui cherche à vivre mieux avec sa douleur pratique la méditation. En effet, parce que celui qui souffre de douleur chronique, quand celle-ci vient à faiblir un peu, anticipe souvent son retour et craint qu'elle ne revienne exacerbée. Cette projection dans l'avenir a des répercussions sur le présent : il en résulte beaucoup d'anxiété, de frustration et de tristesse. Or, la méditation de pleine conscience aide la personne à se replacer dans l'instant présent en recentrant son expérience sensorielle sur ce qu'elle vit sur le moment.

Quand le patient ne ressent plus que la partie du corps qui le fait souffrir – l'intensité de la douleur éteignant littéralement les autres parties du corps, qu'il ne ressent plus –, la pratique de la *mindfulness*, à travers un exercice comme le balayage corporel, lui propose d'explorer l'ensemble de son corps et de

1. D. Dowell *et alii*, « CDC guideline for prescribing opioids for chronic pain. United States 2016. Recommendations and reports », *Journal of the American Medical Association*, vol. 315, n° 15, 2016, p. 1624-1645.

redécouvrir, dans les parties qu'il avait négligées, des sensations agréables ou neutres. Cette opération ressemble littéralement à un « travelling arrière » au cinéma, à une action de « dézoomage » sensoriel. En pratiquant les exercices de méditation, le patient peut de nouveau élargir le champ de son expérience vécue et se reconnecter avec les zones non douloureuses de son corps.

La respiration joue aussi un rôle majeur dans la pratique méditative appliquée à la douleur chronique. Les exercices dans lesquels l'attention se focalise sur le ressenti physique de l'inspiration et de l'expiration déportent l'attention sur le corps qui respire, offrant l'occasion d'observer que la douleur varie d'instant en instant.

La flexibilité psychologique que l'on développe grâce à la *mindfulness* permet d'accueillir les pensées, les sensations induites par la douleur comme des événements qui passent, l'attention restant centrée sur le présent. La pratique aide à ne pas ruminer en permanence. De la même façon, un espace est créé en soi pour accueillir les émotions négatives (colère, frustration, tristesse, culpabilité...), qui sont souvent associées à la douleur chronique. Elles restent présentes, mais elles n'envahissent plus tout l'espace émotionnel.

Concrètement, donc, les exercices proposés dans le cadre d'une approche centrée sur la douleur vont être le balayage corporel, les exercices de respiration, les exercices centrés sur les émotions et les pensées. Se focaliser sur la respiration conduit ainsi à ne pas réagir aux sensations, aux émotions, aux ressentis douloureux qui se produisent parallèlement. On peut les observer comme la vague qui se forme, grossit et se brise sur la rive. La personne qui souffre d'une douleur chronique découvre qu'elle peut vivre des sensations désagréables ou douloureuses, qu'elle a aussi la capacité de laisser de l'espace à de telles sensations, mais qu'elle n'est pas obligée de se laisser envahir par elles, qu'elle ne se réduit pas à elles.

Les méditants expérimentés rapportent, dans les études qui explorent la façon dont ils perçoivent la douleur après un stimulus, que son intensité a diminué, principalement parce qu'ils ne l'anticipent plus[1]. Ces études relèvent également que l'activité attentionnelle à l'œuvre pendant la douleur s'est modifiée, les zones cérébrales sollicitées ayant changé d'anatomie (elles sont plus épaisses non seulement chez les méditants expérimentés, mais également chez les débutants après seulement quelques semaines d'entraînement[2]).

Les émotions liées à la douleur sont une composante clé de la souffrance qu'elle induit. La pratique méditative, en diminuant l'anticipation liée à la douleur, permet d'alléger le ressenti négatif associé à la perception douloureuse. L'effet favorable de la

1. A. Lutz *et alii*, « Altered anterior insula activation during anticipation and experience of painful stimuli in expert meditators », *NeuroImage*, n° 64, 2012, p. 538-546.
2. F. Zeidan *et alii*, « Brain mechanisms supporting the modulation of pain by mindfulness meditation », *The Journal of Neuroscience*, vol. 31, n° 14, 2011, p. 5540-5548.

méditation sur l'anxiété contribue donc à améliorer significativement le vécu global de l'expérience douloureuse, évitant au patient de se montrer trop catastrophiste. Les chercheurs ont d'ailleurs montré que les membres d'un groupe suivant un protocole MBSR en raison d'un syndrome douloureux chronique finissaient par ressentir la douleur de façon moins négative que les membres du groupe témoin[1]. En résumé, la méditation permet de mieux contrôler ses émotions en cas de douleur, en sollicitant l'attention et en modifiant la perception cognitive associée au ressenti douloureux.

Ce qui est alors transformé, c'est toute la relation à l'expérience négative qu'implique la douleur.

III. – Coup d'œil sur les études cliniques

De nombreuses études ont cherché à comprendre comment la méditation de pleine conscience produit de tels effets sur la perception des douleurs chroniques. Beaucoup de ces études portent sur de petits échantillons de patients ou ont recouru à des méthodologies imparfaites. Néanmoins, nous disposons de données qui peuvent être complétées par d'autres approches. Certains auteurs ont par exemple montré que l'implication dans un programme de méditation

1. E.L. Garland *et alii*, « Therapeutic mechanisms of a mindfulness-based treatment for IBS : effect of visceral sensitivity, catastrophizingand affective processing of pain sensations », *Journal of Behavioral Medicine*, vol. 35, n° 6, 2012, p. 591-602.

permet de réduire significativement les symptômes dépressifs et anxieux associés à la douleur[1].

Une étude publiée en 2016 a repris les données de 25 études cliniques randomisées choisies pour leur méthodologie qualitative, impliquant 1 285 patients[2]. Elle a analysé l'effet sur la douleur d'une formation à la pratique méditative de type MBSR ou MBCT ou ACT[3]. Les participants étaient des adultes plutôt âgés de 35 à 60 ans, toujours en majorité des femmes. Ils souffraient de fibromyalgies, de céphalées, de douleurs dorsales ou de maladies rhumatismales inflammatoires, comme la polyarthrite rhumatoïde. Il leur a été proposé de choisir entre différents types de programmes basés sur une approche de *mindfulness*, souvent dans un format de type MBSR ou MBCT ou ACT, avec huit séances hebdomadaires. Résultat : le programme, une fois achevé, avait produit un effet, faible mais significatif, sur l'intensité de la douleur, la dépression, l'invalidité, la qualité de vie. Sur l'anxiété et l'interférence de la douleur, cet effet, quoique modéré, n'en était pas moins réel. De telles pratiques sont donc

1. E. Bohlmeijer *et alii*, « The effects of mindfulness-based stress reduction therapy on mental health of adults with a chronic medical disease : a metaanalysis », *Journal of Psychosomatic Research*, vol. 68, n° 6, 2010, p. 539-544.
2. M.M. Veehof *et alii*, « Acceptance-and mindfulness-based interventions for the treatment of chronic pain : a meta-analysis review », *Cognitive Behaviour Therapy*, vol. 45, n° 1, 2016, p. 5-31.
3. *Acceptance and commitment therapy* pour « thérapie d'acceptation et d'engagement » : il s'agit d'une thérapie de troisième génération incluant une approche basée sur la pleine conscience.

recommandées dans différents contextes pour améliorer le quotidien de patients souffrant de douleurs chroniques. Certaines des études rapportées par cette méta-analyse ont évalué les effets à plus long terme de l'intervention de pleine conscience, avec un recul jusqu'à 6 mois, montrant une persistance des résultats favorables sur la douleur, l'anxiété, l'interférence de la douleur[1], la dépression et la qualité de vie. Cette étude robuste dresse donc un état des lieux de l'efficacité de telles approches sur la douleur, en cohérence avec d'autres études antérieures. Elle souligne comment les pratiques méditatives modifient surtout la relation des patients à la douleur chronique et la façon dont ils la vivent jour après jour, ainsi que l'effet que ces sensations douloureuses produisent sur les activités, plutôt qu'elles n'agissent sur l'intensité ou l'existence même de la douleur.

Très récemment, une étude danoise[2] a comparé ce que coûte la prise en charge de patientes souffrant de douleurs chroniques après traitement pour un cancer du sein selon qu'elles aient, ou non, participé à un protocole MBCT. L'étude mesurait l'intensité de la douleur ressentie avant et après (et jusqu'à 6 mois après). En plus de mettre au jour que l'intervention

---

1. Désigne l'influence de la douleur sur tous les aspects quotidiens de l'engagement dans la vie : activités sociales, cognitives, émotionnelles, activité physique et distractions.

2. M. Johannsen *et alii*, « Mindfulness-based cognitive therapy (MBCT) is cost-effective compared to a wait-list control for persistent pain in women treated for primary breast cancer-Results from a randomized controlled trial », *Psychooncology*, 5 mai 2017.

basée sur la pleine conscience avait une efficacité supérieure à celle du suivi des patientes sur la liste d'attente, l'étude révèle que le bénéfice est également économique, résultat qui reste à confirmer, selon les auteurs, par d'autres études comparant ce type d'intervention à des interventions de référence.

Le même type d'approche a été évalué plus spécifiquement auprès de personnes souffrant de lombalgies chroniques[1]. Incluant sept études cliniques sélectionnées pour leurs qualités méthodologiques, les auteurs ont repris les données concernant plus de 800 patients. Le protocole MBSR s'accompagnait d'une diminution de l'intensité douloureuse et de l'amélioration du fonctionnement physique d'une façon plus marquée que dans le cadre d'un soin courant, mais ces résultats ne se maintenaient pas dans le temps. Les effets du protocole MBSR étaient comparables à ceux d'autres interventions de référence dans ce contexte, ce qui est déjà un résultat à considérer. Des programmes d'accompagnement à plus long terme pourraient peut-être permettre de faire en sorte que dure le bénéfice clinique, mais les études restent à mener.

Dans les pathologies comme la fibromyalgie, le syndrome du côlon irritable ou la fatigue chronique, considérés comme des atteintes psychosomatiques (car associant à une détresse psychologique des

1. D. Anheyer *et alii*, « Mindfulness-based stress reduction for treating low back pain : a systematic review and meta-analysis », *Annals of Internal Medicine*, vol. 166, n° 11, 6 juin 2017, p. 799-807.

douleurs chroniques d'origine incomprise résistantes au traitement), une équipe californienne de chercheurs en neurosciences[1] a fait un remarquable travail de synthèse des résultats de nombreuses études (sous la forme d'une méta-analyse). Il semble utile de les distinguer des études centrées sur des patients ayant des douleurs chroniques d'autre nature comme des lombalgies ou des douleurs rhumatismales ou inflammatoires. Ces auteurs proposent que, dans le contexte de ces douleurs à composante psychosomatique, les approches centrées sur la pleine conscience pourraient être particulièrement pertinentes complétées par d'autres stratégies plus classiques, compte tenu de la nature des manifestations qui sont fortement associées à la douleur, comme les troubles du sommeil ou les troubles de l'humeur. L'analyse commune des treize études sélectionnées pour leur rigueur méthodologique montre qu'il y a un effet modéré mais significatif : la douleur, les symptômes dépressifs, l'anxiété se réduisent, la qualité de vie s'en trouve améliorée. L'efficacité la plus nette a été constatée chez les personnes souffrant du syndrome du côlon irritable. Cette étude souligne aussi que les interventions structurées comme les protocoles MBSR et MBCT étaient plus efficaces que les interventions également basées sur la pleine conscience mais selon d'autres modalités.

1. S.E. Lakhan *et alii*, « Mindfulness-based therapies in the treatment of somatization disorders : a systematic review and meta-analysis », *PLoS One*, vol. 8, n° 8, 2013, e71834.

Compte tenu du coût peu élevé de ces interventions et de la faible fréquence des effets négatifs[1] observés chez les personnes au cours de l'apprentissage de la pratique méditative, ces résultats semblent encourageants et devront, comme dans beaucoup d'autres pathologies, être confirmés par d'autres explorations.

1. Il ne s'agit pas d'un médicament. Pourtant, il est également très important de vérifier que l'expérience de la méditation n'induit pas d'effets négatifs comme une majoration de l'anxiété, ou l'exacerbation d'émotions négatives.

CHAPITRE VII

Méditation et insomnie

Les troubles du sommeil, dont le plus fréquent est l'insomnie, sont décrits sous toutes les latitudes et peuvent atteindre jusqu'à un tiers de la population. Les traitements médicamenteux auxquels recourent les insomniaques (4 % des Américains de façon régulière) peuvent se compliquer de multiples effets secondaires (accidents de voiture, chutes et fractures chez les sujets plus âgés, complications psychiatriques)[1]. Les troubles du sommeil sont aussi associés à l'augmentation des pathologies infectieuses et inflammatoires, et contribuent à l'augmentation de la mortalité (toutes causes confondues).

En France, nous disposons de peu de données sur l'insomnie. Une étude publiée en 2011[2] indique que

---

1. Voir K.H. Chung *et alii*, « Risk of psychiatric disorders in patients with chronic insomnia and sedative-hypnotic prescription : a nationwide population-based follow-up study », *Journal of Clinical Sleep Medicine*, vol. 11, n° 5, 15 avril 2015, p. 543-551 ; et C. Tannenbaum *et alii*, « Sedative-hypnotic medicines and falls in community-dwelling older adults : a cost-effectiveness (decision-tree) analysis from a US Medicare perspective », *Drugs Aging*, vol. 32, n° 4, avril 2015, p. 305-314.
2. C. Chan-Che *et alii*, « Epidemiology of insomnia in France. Épidémiologie de l'insomnie en France : état des lieux », *Revue d'épidémiologie et de santé publique*, vol. 59, n° 6, décembre 2011, p. 409-422.

30 à 50% de la population décrit des symptômes en rapport avec des troubles du sommeil, mais que 15% à 20% de la population souffre vraiment d'insomnie. Ces troubles du sommeil entraînent absentéisme et arrêts de travail à répétition.

I. – Le sommeil réparateur

Le sommeil est une activité essentielle qui occupe un tiers de notre existence. Il fait partie des fonctions vitales de l'organisme. Durant les périodes de sommeil, nous diminuons notre activité motrice, nous sommes moins réceptifs aux stimulations sensorielles, et nous permettons à des processus de mémorisation de se produire, ainsi qu'à l'activité cérébrale de s'interrompre ou de se modifier. Pendant ce temps, le corps s'économise, puisque la respiration et le pouls ralentissent et la température corporelle descend légèrement. Le sommeil est indispensable aux apprentissages, à la mémorisation et à l'adaptation aux changements du quotidien.

Les troubles du sommeil sont de divers ordres : difficulté à s'endormir, réveils au cours de la nuit, sommeil non réparateur, perte de la qualité du sommeil. Le diagnostic est parfois complexe et passe par l'enregistrement de l'activité cérébrale et des mouvements du corps et des yeux durant les périodes de sommeil, appelé polysomnographie, ou par l'électro-encéphalogramme. La somnolence diurne en est l'une des conséquences, mais elle n'est pas la seule, puisque 48 % des personnes interrogées dans une grande enquête réalisée en 2008 par l'INPES déclarent observer une répercussion négative de leurs troubles du sommeil sur leur caractère, 45 % sur leur humeur ou encore sur leur capacité à se concentrer[1].

Les thérapies cognitives et comportementales sont proposées en première ligne pour traiter l'insomnie chronique. Elles sont recommandées par les ministères de la Santé aux États-Unis[2], et en France[3]. Elles ne répondent cependant pas à l'ensemble des besoins des personnes souffrant de troubles du sommeil, et leur effet est parfois modéré, voire faible.

II. – Méditation : éveil ou sommeil ?

Au moment où nous cherchons le sommeil, nous prenons conscience de notre état d'activité mentale et de l'agitation de notre corps. Parfois, c'est cet état d'hyperexcitation mentale ou physique qui nous empêche de nous endormir. La pratique méditative a été proposée dans les troubles du sommeil pour plusieurs raisons : elle favorise une attitude d'ouverture et d'acceptation de notre état, permettant ainsi de

---

1. *Les Français et leur sommeil*, Paris, INPES, 2008 ; en ligne : https://www.santepubliquefrance.fr/docs/les-francais-en-manque-de-sommeil.
2. Voir par exemple S. Schutte-Rodin *et alii*, « Clinical guideline for the evaluation and management of chronic insomnia in adults », *Journal of Clinical Sleep Medicine*, vol. 4, n° 5, 15 octobre 2008, p. 487-504.
3. *Prise en charge du patient adulte se plaignant d'insomnie en médecine générale. Recommandations pour la pratique clinique*, SFTG et HAS, décembre 2016.

diminuer l'hyperexcitation cognitive. Le méditant peut observer les pensées, les sensations et les laisser être là. On peut plus aisément se désengager de ses préoccupations de la journée, étape nécessaire pour s'endormir[1]. Grâce à sa capacité à se centrer sur l'instant présent, le méditant se prépare au sommeil sans anticiper sur le moment où celui-ci arrivera. Ainsi, il redoutera moins l'insomnie.

Les ruminations mentales comptent également parmi les facteurs qui entraînent des difficultés d'endormissement, soit au moment du coucher, soit après un réveil nocturne. En s'entraînant à accueillir les pensées récurrentes avec bienveillance et sans jugement, ce mécanisme est désamorcé. Les soucis et les pensées négatives sont plus facilement mis à distance.

Prêter attention à son souffle ou aux sensations du corps pendant de tels exercices a un effet relaxant. C'est souvent la première étape vers l'endormissement. Mais la pratique méditative est aussi clairement associée à des réveils de qualité et à une plus grande faculté de concentration dans la journée. Elle contribue même à diminuer le besoin de sommeil chez des méditants expérimentés durant des périodes de retraites comportant 10 à 12 heures de méditation par jour[2].

---

1. J. Ong *et alii*, « A mindfulness-based approach to the treatment of insomnia », *Journal of Clinical Psychology*, vol. 66, n° 11, 2010, p. 1175-1184.
2. W.B. Britton, « Awakening is not a metaphor : the effects of Buddhist meditation practices on basic wakefulness », *Annals of the New York Academy of Sciences*, n° 1307, janvier 2014, p. 64-81.

Paradoxalement, la majorité des méditants expérimentent l'endormissement *pendant* les exercices de méditation alors que, précisément, la pratique méditative est un exercice d'éveil ! Au cours de séances d'apprentissage, certains méditants sont en effet consternés de voir qu'à chacune de leurs tentatives pour mener à bien un exercice de méditation (tout particulièrement le balayage corporel en position allongée), ils s'endorment sans jamais arriver à entendre l'enseignant leur dire de passer au-delà du genou gauche[1]... La vie est mal faite !

Enfin, l'objectivité avec laquelle les expériences sont observées et la flexibilité comportementale, émotionnelle et cognitive acquise par la pratique méditative sont autant d'atouts pour mieux tolérer les moments d'insomnie et créer une nouvelle relation avec soi-même et avec son sommeil.

III. – Qu'en disent les chercheurs ?

En reprenant les résultats de sept études randomisées ayant comparé un protocole basé sur la *mindfulness*, une psychologue canadienne, Sheila Garland[2], montre

1. Le balayage corporel commence souvent par les orteils à gauche, puis en remontant le long de la jambe gauche, puis la jambe droite, le bassin et le haut du corps... Les méditants sont guidés par un enregistrement audio.
2. S.N. Garland *et alii*, « The quest for mindful sleep : a critical synthesis of the impact of mindfulness-based interventions for insomnia », *Current Sleep Medicine Reports*, vol. 2, n° 3, septembre 2016, p. 142-151.

en collaboration avec différentes équipes dont celle du Dana Farber Institute à Boston, que chez l'adulte atteint d'insomnie (dans 5 études sur 7, les autres ayant des troubles du sommeil divers), la participation à un protocole basé sur la *mindfulness* a permis de rendre moins sévère l'insomnie, améliorant la continuité et la qualité du sommeil, l'état psychologique subissant moins de stress. Certaines études étaient conduites chez des personnes n'ayant pas d'autres pathologies, et d'autres menées chez des patients traités pour leur cancer ont abouti aux mêmes résultats[1]. Comme souvent, les personnes qui proposent le protocole sont également les chercheurs impliqués dans l'étude, biais très classique, le chercheur n'étant pas la personne la plus neutre pour évaluer les résultats de l'étude ! Il faut aussi signaler les limites habituelles liées au recul avec lequel les données sont analysées, recul souvent très faible. D'autres travaux mesurant les effets à long terme de la méditation sur l'insomnie dans différents contextes sont encore attendus. Comme chaque fois, les interventions elles-mêmes sont variables, entre le programme MBSR et de nouvelles approches développées spécifiquement pour les patients atteints de cancers, par exemple, ou d'autres types de protocoles. Tout cela rend plus difficile de transposer les résultats de ces études dans la population des personnes souffrant

1. S.N. Garland *et alii*, « Mindfulness-based stress reduction compared with cognitive behavioral therapy for the treatment of insomnia comorbid with cancer : a randomized, partially blinded, noninferiority trial », *Journal of Clinical Oncology*, vol. 32, n° 5, 10 février 2014, p. 449-457.

d'insomnie, les causes de cette dernière étant le plus souvent multiples et associées.

Dans d'autres études, la question principale n'était pas centrée sur l'amélioration du sommeil, et celle-ci, si elle survient, en est un effet « collatéral ». Par exemple, dans les travaux où la pratique de la *mindfulness* est testée pour son effet sur la douleur, l'anxiété ou la dépression, des effets favorables sont parfois observés sur le sommeil. Néanmoins, il faut rester très modeste sur le degré de preuve actuel dont nous disposons et envisager dans tous les cas un diagnostic précis des troubles du sommeil.

Quoi qu'il en soit, les données actuelles encouragent à promouvoir la recherche dans ce domaine, à condition que les méthodologies de recherche soient de qualité et les indicateurs, adéquats. Les participants des stages MBSR, dans l'expérience que j'en ai, utilisent toujours plus ou moins des approches basées sur la pleine conscience pour gérer au mieux leurs propres épisodes d'insomnie…

CHAPITRE VIII

Manger en pleine conscience

Les médias nous parlent constamment de notre poids, de notre corps, de notre santé. Ces mêmes médias nous abreuvent d'injonctions diverses et variées nous incitant à suivre des conseils qui, finalement, nous poussent plutôt à la consommation. Nos starlettes écrivent toutes un livre regorgeant de bons conseils pour bien manger et garder la ligne. Parallèlement, l'obésité est une préoccupation de santé publique et il suffit de sortir dans la rue pour s'apercevoir à quel point l'indice de masse corporelle des jeunes est dans le rouge[1].

Il est surprenant de constater combien la relation à l'alimentation est à la fois médiatisée (en proie aux campagnes de marketing portées par l'industrie agro-alimentaire) et si abandonnée sur le plan éducatif. Personne n'enseigne vraiment à nos enfants comment naviguer dans un environnement qui pousse en permanence à consommer. Dès le premier âge,

1. Indice de masse corporelle : poids en kilogrammes / (taille en mètres^2). Un résultat supérieur à 25 indique un surpoids ; l'obésité s'il est supérieur à 30.

les plus jeunes sont la cible de campagnes publicitaires qui prennent des formats que nous n'imaginons même pas. Infiltrées partout, les images nous conditionnent sans que nous y trouvions de quoi construire une relation simple et confiante avec la nourriture. L'apprentissage de la faim et de ses manifestations est occulté. Le rapport à la nourriture est construit sur de multiples arguments culturels, sociaux, liés à la politesse ou à des croyances et des jugements. Nul ne nous propose d'écouter notre sagesse intérieure plutôt qu'Instagram, Facebook ou Pinterest pour savoir « quoi » manger et « quand » manger. Notre lien à la nourriture est cependant essentiel, et nous pouvons nous y reconnecter.

Approcher notre rapport à la consommation d'aliments par le biais de la méditation passe, ici encore, par le corps. Si certaines approches « vendent » la méditation comme un nouveau régime, méfiance ! L'objectif n'est pas là. Par la *mindfulness*, il s'agit simplement d'apprendre à décrypter nos ressentis naturels fondamentaux et d'y répondre en mangeant avec plaisir et en écoutant nos faims.

I. – Revenir à l'essentiel : notre relation aux aliments

Vous êtes-vous déjà demandé ce qui préside à notre relation avec les aliments ? La faim, bien sûr. Mais pas seulement. Il y a mille et une raisons de manger. Notre lien à l'alimentation est à la fois intime, social, le plus souvent partagé et public ; il est culturel et dépend de notre éducation, de nos émotions, de nos besoins physiologiques et de nos idées reçues, d'un contexte et de la génétique...

Au prochain repas, prenez le temps d'observer comment vous fonctionnez. Comment choisissez-vous votre repas ? Qu'est-ce qui vous guide ? Que ressentez-vous qui vous indique qu'il faut vous sustenter ? Que faites-vous en mangeant ? À quelle vitesse mangez-vous ?

Pour la majorité d'entre nous, nous déjeunons en dehors de chez nous, et avons souvent peu de temps, peu de calme et peu de choix. Sans compter tous ceux qui travaillent en déjeunant, ou ne déjeunent pas, grignotant ici ou là dans la journée de quoi tenir jusqu'au soir. La pratique méditative est une façon incomparable d'observer au plus près la façon dont nous mangeons. Elle nous enseigne comment porter notre attention sur nos ressentis physiques (visuels, olfactifs et gustatifs), émotionnels, et sur nos pensées qui structurent cette relation complexe que nous avons avec la nourriture.

On peut commencer à pratiquer ces exercices avant de passer à table, en préparant les aliments et en redécouvrant la couleur, la forme, le contact, l'odeur des mets qu'on cuisine. C'est aussi l'occasion d'explorer ce que mettent en œuvre, dans le corps et dans le mental, puis dans les émotions, la vue d'un gâteau qui ressemble à celui que nous préparait notre grand-mère ou ce gratin qui sent les herbes de Provence et qui nous rappelle un événement, un souvenir, une personne. C'est en fait tout un film que nous nous projetons à nous-mêmes quand nous entrons en relation avec la nourriture. La pratique méditative donne un cadre pour explorer comment manger en pleine conscience, en prenant le temps de redécouvrir le plaisir du petit déjeuner, peut-être en silence, la couleur du thé dans la tasse, les reflets du soleil sur le pot de confiture, l'odeur épicée et vanillée de la brioche... À la première bouchée, c'est une explosion de saveurs, d'odeurs et de goûts, alors que, jusqu'à présent, tout cela était éteint par la télévision, qui sollicitait notre attention. Le temps s'étire lorsqu'on accorde pleinement son attention à ce que l'on fait. Ce n'est pas que l'on y passe plus de temps, mais les quelques minutes mises à profit pour ressentir pleinement les goûts et la consistance des aliments nous remplissent non seulement l'estomac, mais aussi l'âme et le cœur, de souvenirs, de connexions, de liens avec d'autres moments de notre vie. L'intensité des sensations vécues autour de la nourriture nous nourrit intensément, et c'est alors que nous éprouvons un sentiment de satiété.

II. – Les 9 faims de Jan Chozen Bays[1] et Char Wilkinson

Dans son best-seller, Brian Wansink[2], directeur (et fondateur) du Cornell Food and Brand Lab de

1. J.C. Bays, *Manger en pleine conscience*, trad. L. Lapointe, Paris, Les Arènes, 2013.
2. B. Wansink, *Mindless Eating*, New York, Bantam Books, 2006.

l'université de Cornell, à New York, analyse nos relations à la nourriture, nos sensations de faim et de satiété, nos comportements alimentaires raisonnables et déraisonnables, et surtout les stratégies proposées par notre environnement pour nous faire manger plus... Il nous montre que notre consommation de nourriture est plus souvent déterminée par la vue et l'ouïe que par l'estomac. Les personnes à qui l'on donne à l'entrée d'un cinéma un seau de pop-corn énorme plongent leurs mains dedans vingt et une fois plus souvent que celles qui ont reçu un seau moyen... tout en donnant furieusement envie aux voisins, qui entendent crousstiller les grains de maïs, d'en consommer aussi ! Nos choix ne sont donc pas guidés seulement par les signaux de la faim, ils ne sont pas seulement induits par la nécessité physiologique de consommer plus de calories, de glucose ou de protéines. Ils sont aussi très largement influencés par des comportements sociaux, le besoin d'amour, l'envie, la frustration ou la colère. Alors, qu'est-ce que la faim en réalité ?

Jan Chozen Bays est pédiatre aux États-Unis, et moine bouddhiste. Elle enseigne depuis trente ans la méditation de pleine conscience et la relation à la nourriture. Avec Char Wilkinson, psychothérapeute et enseignante MBSR, elle a construit un programme complet autour de la pratique méditative et de la relation aux aliments et à la faim. Au-delà des personnalités extraordinaires des deux amies et de leur expertise remarquable, leur programme[1] est empreint de

1. « Mindful Eating-Conscious Living », voir leur site : www.me-cl.com.

bienveillance et n'est pas dépourvu d'humour. Il permet de répondre à la question que nous devrions nous poser trois fois par jour avant d'approcher de notre assiette : quelles sont nos faims ? Car il s'agit ici non pas d'une faim, mais de 7… et dans la dernière édition de leur ouvrage de nos 9 faims !

III. – Manger en pleine conscience, cela va changer quoi ?

En centrant notre méditation sur nos comportements alimentaires, nos sensations et les besoins de notre corps, nous nouons un nouveau rapport avec notre alimentation. Nous découvrons progressivement comment répondre à une anxiété, à une fatigue ou à une frustration autrement qu'en nous nourrissant. Nous pouvons inventer de nouveaux modes de récompense qui passeront par d'autres plaisirs que celui de remplir nos bouches et notre estomac. Au demeurant, le travail méditatif sensibilise très largement au plaisir de manger, un plaisir qu'il s'agit de cultiver. Les exercices proposés, comme ceux qui consistent à manger plus lentement, en prenant le temps de jouir de la beauté des aliments, de l'odeur délicieuse des plats, de leur goût savoureux qui s'épanouit sur la langue, induisent un plaisir infiniment plus important que celui du déjeuner qu'on avale vite en lisant le journal ou en travaillant, déjeuner « fonctionnel » apportant quelques calories mais ne satisfaisant pas nos besoins fondamentaux. Grâce aux exercices de méditation, nous éprouvons de la gratitude à manger des nourritures qui, dans nos sociétés, sont abondantes et disponibles quand nous en avons besoin, à l'égard également de ceux qui ont contribué à préparer pour nous tout au long de la chaîne alimentaire. Ainsi, prendre un repas devient un moment de plaisir intense, où sensations du corps et sagesse intérieure sont en harmonie, quantité et qualité participant de ce dont nous avons besoin.

Qu'en est-il des effets sur la santé de la méditation que l'on pratique pour renouer un rapport sain avec la nourriture ? Les prises en charge cognitives et comportementales mises en œuvre pour faire perdre du poids sont souvent centrées sur la motivation, la prévention des rechutes (reprise de poids, arrêt de l'activité physique), et ne traitent pas toujours la dépression, l'anxiété, l'isolement, le sentiment d'efficacité personnelle associés aux problèmes de poids. La méditation de pleine conscience, quant à elle, pourrait dès lors être une approche plus « holistique » du comportement alimentaire grâce au travail qu'elle nous pousse à faire sur notre « critique intérieure », nous aidant à accepter les pensées et les émotions à mesure qu'elles émergent, instant après instant[1]. Traiter par la méditation nos comportements alimentaires reste fondamentalement un moyen d'améliorer notre bien-être, dimension qui manque souvent cruellement dans les programmes de lutte contre l'obésité.

---

1. K. Tapper, « Can mindfulness influence weight management related eating behaviors ? If so, how ? », *Clinical Psychology Review*, n° 53, 2017, p. 122-134.

Certains protocoles conçus pour faire perdre du poids utilisent des approches méditatives en les associant à des régimes alimentaires. Ces études ne seront pas prises en considération ici, car elles ne permettent pas d'évaluer l'intérêt de la *mindfulness* sur notre lien à l'alimentation. Le seul effet des interventions basées sur la *mindfulness* (sans contrôle des apports en calories) a été jusqu'à présent mal évalué en raison de la variabilité des modalités d'intervention et du petit nombre d'études disponibles. L'effet démontré sur la perte de poids était le plus souvent peu clair et non significatif[1]. Mais les études en question montraient tout de même des signes encourageants à court terme, les comportements alimentaires se modifiant dans un sens plus sain, et surtout un effet significatif sur les troubles compulsifs alimentaires comme le *binge eating*[2]. Des pertes de poids ont été signalées

1. Voir par exemple A. Ruffault *et alii*, « The effects of mindfulness training on weight-loss and health-related behaviours in adults with overweight and obesity : a systematic review and meta-analysis », *Obesity Research & Clinical Practice*, 19 septembre 2016 ; et J.M. Rogers *et alii*, « Mindfulness-based interventions for adults who are overweight or obese : a meta-analysis of physical and psychological health outcomes », *Obesity Review*, vol. 18, n° 1, janvier 2017, p. 51-67.

2. Le *binge eating* se caractérise par des épisodes d'hyperphagie compulsionnelle avec ingestion, dans un laps de temps limité, de quantités importantes de nourriture. C'est un trouble du comportement alimentaire qui diffère de la boulimie ou de l'anorexie (il ne s'accompagne pas de vomissements ou d'hyperactivité). Ces épisodes s'associent à des prises de poids importantes, chez des sujets qui perdent le contrôle de leur régime alimentaire, souvent lorsqu'ils sont seuls.

dans plusieurs essais, sans doute en lien avec l'apprentissage des pratiques méditatives, mais l'hétérogénéité des populations étudiées et la faible qualité des études rendent les résultats statistiquement décevants.

Chez les personnes obèses, une méta-analyse récente regroupant 15 études (355 participants comparés à 205 témoins en attente de participer au programme ou participant à une intervention psychologique) s'est intéressée à la perte de poids induite ainsi qu'aux modifications de la qualité de vie et du comportement alimentaire, et a montré un effet significatif sur la perte de poids (en moyenne d'environ 4 kilogrammes), comparable à celui qui a été observé dans une autre revue récente, menée après la mise en place d'un régime, d'un programme d'activité physique et d'un accompagnement en thérapie cognitive et comportementale[1]. Après un suivi de 4 à 6 mois, la perte de poids obtenue dans une approche basée sur la méditation de pleine conscience a tendance à se maintenir, et même à s'accentuer (avec une perte moyenne de 9,9 kilogrammes entre 4 et 6 mois), contrairement à ce qui est observé dans la majorité des autres approches. De plus, un très fort effet a pu être mesuré sur les comportements alimentaires, la dépression et l'anxiété.

La méditation de pleine conscience peut sans doute être vue ici comme un art de mieux vivre en relation

---

1. K.A. Shaw *et alii*, « Psychological interventions for overweight or obesity », *The Cochrane Database of Systematic Reviews*, 2005, CD003818.

avec nos faims et un moyen d'améliorer les comportements alimentaires des personnes n'ayant pas de troubles graves du comportement alimentaire ou de surpoids. En revanche, lorsqu'il s'agit de faire face à des comportements compulsifs ou à l'obésité, les pratiques méditatives devront compléter une approche médicale en fonction des besoins.

CHAPITRE IX

Attention, concentration, mémoire

I. – Méditation : le nouveau produit dopant notre attention

La méditation participe d'un mouvement de mode qui nous fait croire qu'on peut manipuler notre cerveau pour en améliorer les capacités. Sur le marché existent déjà des outils qui activent, stimulent, magnifient nos capacités cognitives... parfois même sans rien faire[1] !

L'attention est un phénomène mental difficile à définir : même les grands chercheurs en neurosciences ne sont pas d'accord sur le sujet. On peut dire au moins que l'un de ses aspects concerne notre capacité à sélectionner les informations reçues (sensorielles, auditives, visuelles...) en fonction de l'intérêt que nous portons à la situation qui nous occupe (on parle alors d'attention sélective). Mais cette définition doit aussi inclure les éléments d'information qui émergent de

1. M. Le Van Quyen, *Les Pouvoirs de l'esprit*, Paris, Flammarion, 2015 ; et aussi *Améliorer son cerveau. Oui, mais pas n'importe comment !*, Paris, Flammarion, 2017.

notre monde intérieur, tout en retenant des processus mentaux (attention exécutive) qui nous permettent de nous montrer plus ou moins disponibles pour tel ou tel objectif.

Jean-Philippe Lachaux, polytechnicien, directeur de recherche en neurosciences cognitives au sein de l'unité Inserm « Dynamique cérébrale et cognition » à Lyon, donne de précieuses clés pour en décrypter les secrets[1]. Comme il le propose, pour entraîner notre cerveau à être plus attentif, il faut d'abord lui demander d'être attentif. Mais notre attention est labile, et il suffit d'une pensée, d'une image, d'une perception dans notre environnement pour nous distraire et nous détourner du but que notre attention s'est fixé. C'est un phénomène normal, qui se nomme *wandering mind* et que nous avons déjà abordé dans les pages qui précèdent : le « vagabondage de l'esprit ».

Or, pour s'améliorer, notre cerveau a besoin que nous répétions la tâche que nous étions en train de faire après que nous nous sommes détournés de notre cible attentionnelle. C'est exactement ce même processus qui est à l'œuvre quand nous méditons. En portant notre attention sur la respiration, ou sur les sensations corporelles, nous laissons notre esprit s'échapper vers une autre cible attentionnelle. Parfois, un petit moment sera nécessaire avant que nous nous en rendions compte pour mieux y revenir. Dans la

1. J.-P. Lachaux, *Le Cerveau attentif. Contrôle, maîtrise et lâcher prise* et *Le Cerveau funambule*, Paris, Odile Jacob, « Sciences », 2011 et 2015.

pratique méditative, c'est même l'une des premières choses que l'on apprend à faire : prendre conscience que nous sommes ailleurs et revenir, sans se laisser aller à la critique intérieure, vers l'objet de la pratique.

En 2009, l'une des études importantes sur cette question a été publiée par Antoine Lutz, un autre de nos brillants chercheurs sur le sujet[1]. Il travaillait alors dans l'équipe de Richard Davidson à Madison aux États-Unis[2], et a montré comment, chez des méditants experts (souvent des moines ou des méditants très expérimentés ayant plus de 50 000 heures de pratique au compteur !), l'intense entraînement à la méditation peut conduire à une amélioration significative de la stabilité attentionnelle[3]. On mesure également de tels effets spécifiquement chez des sujets âgés, chez qui ils

1. A. Lutz *et alii*, « Mental training enhances attentional stability : neural and behavioral evidence », *Journal of Neuroscience*, vol. 29, n° 42, 2009, p. 13418-13427.
2. Professeur de psychologie et de psychiatrie, directeur du Laboratory for Affective Neuroscience au Waisman Laboratory for Brain Imaging and Behavior, et du Center for Investigating Healthy Minds, qu'il a fondé et qu'il préside depuis. Il est également l'un des fondateurs du Mind and Life Institute qui, depuis 1987, construit des liens entre neurosciences et sciences contemplatives (www.mindandlife.org).
3. F. Zeidan *et alii*, « Mindfulness meditation improves cognition : evidence of brief mental training », *Consciousness and Cognition*, vol. 19, n° 2, 2010, p. 597-605 ; et J.A. Brefczynski-Lewis *et alii*, « Neural correlates of attentional expertise in long-term meditation practitioners », *Proceedings of the National Academy of Sciences (USA)*, vol. 104, n° 27, 2007, p. 11483-11488.

contribuent au maintien des performances cognitives[1] malgré le vieillissement.

La méditation présenterait donc un intérêt pour les enfants ou les adultes qui souffrent de troubles en rapport avec un déficit attentionnel. Chez l'enfant atteint de syndrome déficit attentionnel/hyperactivité, les études dont nous disposons ne semblent pas encore suffisantes pour affirmer que la pratique méditative est une option quotidienne vraiment utile. Chez le jeune adulte atteint du même syndrome, les scores obtenus par *mindfulness* sont plus bas que chez les témoins[2], et de nombreuses études explorent la possibilité de recourir à la pratique méditative dans le cadre de la prise en charge de ces pathologies invalidantes.

II. – Méditer pour mieux étudier ?

Des travaux préliminaires montrent que la méditation pourrait améliorer les performances de notre mémoire de travail (c'est-à-dire de notre capacité de mémoire à court terme), et certains auteurs ont montré qu'il est possible d'établir des corrélations entre la pratique méditative et l'activation de zones du

1. G. Pagnoni *et alii*, « Age effects on gray matter volume and attentional performance in zen meditation », *Neurobiology of Aging*, vol. 28, 2007, p. 1623-1627.
2. J.R. Keith *et alii*, « Self-reported mindful attention and awareness, go/no-go response-time variability, and attention-deficit hyperactivity disorder », *Mindfulness*, vol. 8, n° 3, juin 2017, p. 765-774.

cerveau connues pour être impliquées dans de tels processus. Des données encore préliminaires suggèrent que l'entraînement à la focalisation de l'attention améliorerait aussi la mémoire épisodique (mémoire à plus long terme qui permet de se souvenir des événements dans leur contexte)[1].

En revanche, ce sont moins l'amélioration des performances cognitives que les bénéfices potentiels sur le bien-être psychologique et le développement social et affectif des jeunes qui sont à l'origine des expériences menées dans le cadre scolaire et universitaire. À l'université de Monash, à Melbourne en Australie, le docteur Craig Hassed a introduit un programme de bien-être holistique destiné aux étudiants. Ses objectifs : améliorer globalement la santé psychique et physique des jeunes qui participent à des enseignements sur la gestion du stress, le développement personnel, les valeurs et la spiritualité, l'activité physique et la nutrition, la création du lien social… Ce programme a été évalué[2] sur un groupe d'étudiants en médecine qui l'avaient suivi en début d'année et qui ont été réévalués juste avant la période des examens facultaires, sur les critères de dépression, d'anxiété et de qualité de vie. 148 étudiants sur les 270 ont répondu aux questionnaires. Plus de 90%

---

1. K.W. Brown *et alii*, « Mindfulness enhances episodic memory performance : evidence from a multimethod investigation », *PLoS One*, vol. 11, n° 4, 2016, e0153309.
2. C. Hassed *et alii*, « Enhancing the health of medical students : outcomes of an integrated mindfulness and lifestyle program », *Advances in Health Sciences Education*, vol. 14, n° 3, août 2009, p. 387-398.

d'entre eux ont confirmé avoir mis en place des pratiques méditatives quotidiennes. Les résultats concernant la dépression étaient significativement plus bas après la participation au programme, ainsi que les résultats mesurant la fréquence des ressentis violents comme le « besoin de casser quelque chose ». La qualité de vie était significativement améliorée dans le domaine psychologique (mais pas dans le domaine physique).

À l'université de McGill, à Montréal, le professeur Patricia Dobkin[1] enseigne la *mindfulness* à la faculté de médecine depuis plus de dix ans. Ce programme a été récemment intégré au parcours obligatoire des étudiants en médecine et se décline également autour de la relation de soin, de la compassion pour soi et pour les autres, sujets éminemment pertinents pour des jeunes qui se destinent à la relation d'aide.

Ces programmes universitaires commencent à voir le jour en Europe en réponse à toutes les études qui confirment dans quel état de stress et de détresse vivent certains étudiants. C'est l'expérience des groupes de méditation qui apporte de nombreux témoignages en faveur d'une amélioration des performances cognitives. Grâce à la méditation, l'attention que l'on porte à une tâche est plus stable, et la sensation d'efficacité personnelle devient plus forte. Les méditants ont aussi souvent le sentiment de mieux travailler, de mieux se

1. En ligne : www.mcgill.ca/wholepersoncare/mindfulness-based-programs/medicalpractice.

concentrer et de mieux tirer parti de leur temps de travail.

En France, l'AP-HP. Sorbonne Université a été l'une des premières à proposer un programme optionnel destiné à faire découvrir ces pratiques aux étudiants en médecine. Tours, Strasbourg et d'autres universités ont également mis en place des programmes à destination des étudiants en médecine.

III. – Moins d'erreurs professionnelles ?

Si l'« erreur est humaine », tout doit être fait pour en diminuer la survenue, surtout dans le champ de la santé. Les facteurs de risque d'erreur au travail sont souvent le stress[1] et la fatigue[2]. Il est intéressant de noter que les erreurs de diagnostic médical résultent souvent d'erreurs cognitives[3] (mauvais jugement, raisonnement illogique ou autres difficultés attentionnelles[4] qui conduisent à ne voir que ce que l'on cherche à voir, en passant à côté de l'évidence...). Ainsi, notre attention peut nous tromper, lorsqu'on est trop

---

1. D.L. Schwappach, « Risk factors for patient-reported medical errors in eleven countries », *Health Expectations*, vol. 17, n° 3, juin 2014, p. 321-331.
2. D.A. Kalmbach *et alii*, « Sleep disturbance and short sleep as risk factors for depression and perceived medical errors in first-year residents », *Sleep*, vol. 40, n° 3, 1er mars 2017.
3. P. Croskerry, « From mindless to mindful practice-cognitive bias and clinical decision making », *The New England Journal of Medicine*, vol. 368, n° 26, 27 juin 2013, p. 2445-2448.
4. J. Groopman, *How Doctors Think*, Boston, Houghton Mifflin, 2007.

concentré et qu'on cherche à voir quelque chose en particulier.

On peut prendre la mesure de cette spécificité de notre attention en visionnant des vidéos comme « Basketball Awareness Test[1] », avec pour consigne de regarder les deux équipes de joueurs de basket, l'une habillée en blanc, l'autre en noir, se lancer un ballon, et de compter le nombre de passes entre les membres de l'équipe des blancs. Prêtez-vous au jeu... Ce test a été mis au point en 1999 par Christopher Chabris et Daniel Simons, deux chercheurs en psychologie cognitive de l'université Harvard. En général, 50 % des observateurs n'ont rien vu d'autre que des jeunes en blanc se passant un ballon de basket... Ce test illustre la limite de nos ressources attentionnelles : quand nous effectuons une tâche qui requiert toute notre attention, nous pouvons difficilement prendre en compte un stimulus inattendu, comme... le passage d'un gorille[2] ! Or, pour résoudre ce problème et diminuer ces biais cognitifs, des chercheurs comme Pat Coskerry ont proposé un modèle, la métacognition, qui est une approche réflexive permettant de prendre du recul et d'examiner nos processus de raisonnements. Il se trouve que c'est exactement ce qui est mis en jeu dans la pratique méditative, ou le méditant s'entraîne à être présent à ses sensations, ses émotions, ses pensées.

---

1. En ligne : www.youtube.com/watch?v=KB_lTKZm1Ts.
2. On appelle ce phénomène la « cécité d'attention ».

La flexibilité attentionnelle est un autre élément majeur que nous pouvons solliciter pour garder notre attention aiguisée dans un environnement regorgeant de stimulations. Elle peut être développée grâce à la pratique méditative.

Dans un numéro du *Journal of the American Medical Association* de 2010[1], le docteur Sibinga, pédiatre à la Johns Hopkins School of Medicine (à Baltimore, aux États-Unis), met en parallèle tous les critères des biais cognitifs impliqués dans les erreurs de décision et les caractéristiques de l'approche de méditation de pleine conscience : l'esprit du débutant, le non-jugement, l'acceptation, le non-attachement permettent au clinicien d'éviter plus facilement le biais de confirmation (notre tendance à rechercher seulement les arguments qui confortent notre hypothèse), le biais d'ancrage (notre facilité à nous reposer sur les premières informations reçues), l'heuristique de disponibilité (le fait d'estimer le diagnostic le plus probable en fonction de ce dont on garde le souvenir le plus vif), etc.

Si l'on ajoute à ces considérations les données portant sur l'efficacité de la méditation comme favorisant le bien-être au travail, prévenant le burn-out et la dépression, un peu de pratique méditative ne nuirait sans doute pas à nos performances médicales… Certains auteurs ont même proposé que les soignants,

1. E.M. Sibinga *et alii*, « Clinician mindfulness and patient safety », *Journal of the American Medical Association*, vol. 304, n° 22, 8 décembre 2010, p. 2532-2533.

toujours à la recherche d'un peu de temps, utilisent les phases de lavage des mains, qui se répètent de nombreuses fois par jour, pour se recentrer et faire une pause de pleine conscience[1], diminuant ainsi le risque de commettre une erreur médicale.

1. H.M. Gilmartin, « Use hand cleaning to prompt mindfulness in clinic », *British Medical Journal*, n° 352, 4 janvier 2016, i13.

CHAPITRE X

La méditation au travail

I. – Chez Google, salles de méditation à tous les étages

Connaissez-vous Chade-Meng Tan ? Ingénieur chez Google, il est à l'origine du programme « Connectez-vous à vous-même ! »[1], un ambitieux projet reposant sur la pratique méditative et la compassion, qui se donne pour objectif de former les leaders de demain et travaille à la paix dans le monde. Deux objectifs incompatibles ? Lui a l'air d'y croire. Travaillant toujours chez Google, dont il est l'un des employés de la première heure, devenus milliardaires depuis son entrée en Bourse, il court le monde pour donner des conférences et a vu son livre traduit en français en 2014[2].

Dans cette entreprise, des salles de méditation sont ouvertes à tous les étages et les employés ont la possibilité d'en bénéficier, ainsi que de programmes de

1. Search Inside Yourself.
2. Chade-Meng Tan, *Connectez-vous à vous-même. Une nouvelle voie vers le succès, le bonheur (et la paix dans le monde)*, trad. K. Holmes, Paris, Belfond, 2014.

méditation guidée et d'enseignement sur la compassion, la bienveillance et le bonheur. De très nombreuses autres entreprises ont fait le choix de mettre à disposition de leurs employés de tels programmes : BlackRock & Goldman Sachs, General Mills, sous l'influence de Janice Marturano qui, du même coup, a créé son Institute for Mindful Leadership. Aetna, la 3e compagnie d'assurance américaine, a créé un partenariat avec l'université de Duke pour étudier la méditation et le yoga. En France aussi, la méditation entre dans les entreprises. L'école de management de Grenoble a depuis longtemps senti le vent tourner et a innové avec la première chaire « Mindfulness, bien-être au travail, paix économique ». Ambitieux programme...

On pourrait se demander comment réussir à « être » et à « faire » en même temps ? Et si l'on tente de faire les deux en parallèle, est-ce toujours de la méditation ? C'est pour déjouer cette apparente incompatibilité que la méditation au travail est présentée comme « être là pendant que l'on fait des choses ». En gros : plus de présence dans l'action. Cette promesse fait grincer de nombreux modèles cognitifs, comme les théories de l'organisation de la cognition managériale, dans lesquelles le fonctionnement cérébral est centré sur le but, que l'on voit assez peu cohabiter avec la présence à l'instant[1] indispensable au mode « être » de la méditation. Une étude qualitative s'est appuyée sur des interviews de 39 professionnels ayant une expérience

1. Z.V. Segal, M.J. Williams, J.D. Teasdale, *Mindfulness-Based Cognitive Therapy for Depression*, New York, Guilford Press, 2013 (2e éd.).

et une pratique de la méditation et portant sur leur vécu des deux modes « être » et « faire » au travail. Les auteurs soulignent qu'il existe des moments dans lesquels les deux modes semblent combinés et compatibles, du moins dans l'expérience des personnes interviewées, et comment ce dernier mode de fonctionnement est associé à une expérience plus positive[1].

Vous mettre à l'écoute de vos collaborateurs fera de vous un meilleur collègue, mais potentiellement également un leader hors pair. La méditation au travail est donc explorée dans de nombreuses perspectives différentes, entre autres pour diminuer le stress, l'anxiété, les conflits, développer une meilleure résilience dans le cadre du travail, améliorer la communication, augmenter la coopération et donc l'efficacité dans les équipes.

La méditation apporte surtout une énergie positive débouchant sur plus d'engagement prosocial. Dans une population de professionnels du soin palliatif, tels ont été exactement les effets d'un programme de méditation : en diminuant le stress, l'anxiété et l'épuisement émotionnel, les professionnels ont pu prendre davantage soin d'eux-mêmes (grâce à des pauses méditatives) et améliorer significativement la communication dans l'équipe et le vécu des relations avec les patients[2].

1. C.J. Lyddy *et alii*, « Being while doing : an inductive model of mindfulness at work », *Frontiers in Psychology*, n° 7, 2017, p. 2060.
2. C.L. Orellana-Rios, « Mindfulness and compassion-oriented practices at work reduce distress and enhance self-care of palliative care teams : a mixed-method evaluation of an "on the job" program », *BMC Palliative Care*, vol. 17, n° 1, 6 juillet 2017, p. 3.

II. – Méditer pour mieux diriger

La méditation serait-elle devenue un nouveau mode de management[1] ? Management de soi qui commence par la conscience de soi-même ! Se connaître et être conscient de ses ressentis sont certainement des atouts dans la relation à l'autre. Du reste, lorsque, dans une entreprise, on cherche à identifier quelles sont les aptitudes à l'origine de performances exceptionnelles, on retrouve en première ligne les qualités cognitives et l'intelligence, certes, mais immédiatement après l'intelligence émotionnelle[2]. Quatre caractéristiques principales définissent l'intelligence émotionnelle : la conscience de soi (savoir reconnaître ses émotions), la maîtrise de soi (la régulation émotionnelle et la capacité d'adaptation), la conscience sociale (l'empathie et la perception des émotions d'autrui) et la gestion des relations (être inspirant pour les autres et savoir affronter les conflits). La méditation de pleine conscience permet d'apporter de façon directe une expertise dans les trois premiers domaines. Indirectement, elle influence le contexte interrelationnel. C'est pourquoi Richard Boyatzis[3] a montré dans différentes

1. D. Good *et alii*, « Contemplating mindfulness at work : an integrative review », *Journal of Management*, n° 42, 2016, p. 114-142.
2. Définie par D. Goleman in *L'Intelligence émotionnelle*, trad. D. Roche, Robert Laffont, 1999, 2 vol.
3. R. Boyatzis *et alii*, *Resonant Leadership : Renewing Yourself and Connecting with Others Through Mindfulness, Hope and Compassion*, Harvard, Harvard Business School Press, 2005.

publications, dont un best-seller, qu'il existait des liens entre la *mindfulness* et la qualité d'un leader : en entrant dans une transformation de lui-même par la *mindfulness*, le leader développe sa capacité de résilience et entre mieux en résonance avec les autres, grâce à la pleine conscience de ses émotions. Être un leader inspirant, c'est savoir nous reposer sur notre capacité à être présent à nous-même, aux personnes qui nous entourent et au contexte. Les nouveaux leaders savent désormais qu'il leur faut explorer leur intériorité s'ils veulent développer leurs qualités relationnelles et se comporter en dirigeants charismatiques.

Les cadres dirigeants sont les cibles privilégiées des programmes de méditation, pour des raisons multiples et évidentes. Et plus ces publics découvriront cette pratique, plus il sera facile de sensibiliser les politiques publiques aux bénéfices que procure la méditation de pleine conscience. Il est donc stratégique de s'adresser aux dirigeants les plus influents, ceux qui peuvent donner à la méditation l'audience la plus large. Pour ce faire, un groupe d'experts méditants sous la direction de Jamie Bristow a développé un projet ambitieux, « Mindfulness Initiative », destiné à former les leaders de différentes entreprises de poids. Les résultats en ont été publiés dans le cadre d'un groupe de travail sur l'entreprise et la *mindfulness*, dans un rapport qui donne des pistes pour ouvrir davantage de programmes de méditation en entreprise. Ce programme fait partie d'un projet encore plus ambitieux : le Mindfulness All-Party Parliamentary Group, un groupe de travail associant des hommes et des femmes politiques, principalement membres du Parlement anglais, dont les réflexions se sont portées sur l'intérêt que la société actuelle porte à la pratique de la *mindfulness*, surtout dans les domaines de la santé, de l'éducation, du travail et des politiques publiques. En 2015, ils ont également publié un rapport, « Mindful nation UK », qui est une feuille de route décrivant, à l'échelle du pays, les étapes d'un vaste projet permettant de développer la recherche autour des pratiques méditatives, ainsi que les expériences de terrain, en vue de favoriser la mise en place de pratiques basées sur des preuves, et ce, dans tous les domaines de la société.

CHAPITRE XI

Effets secondaires de la méditation

Même si la méditation n'est pas un médicament, elle n'est pas dépourvue d'effets secondaires.

I. – Trop déprimé pour méditer

La première étape est de ne pas engager dans un programme de méditation les personnes pour qui il sera difficile, voire impossible, de méditer. Lorsque la dépression, ou toute autre pathologie psychiatrique, n'est pas traitée, lorsque la rémission n'est pas arrivée, il est déconseillé d'envisager le début d'un programme de pleine conscience. Souvent, ces questions nécessitent d'être discutées entre la personne concernée et un professionnel de santé. Dans une phase où les symptômes de dépression sont trop intenses, un programme qui consiste à retourner le projecteur vers soi-même et à explorer ses émotions serait assimilable à une torture. L'anxiété ou l'angoisse peuvent également, si elles ne sont pas traitées, empêcher le méditant de réaliser ses exercices. La notion d'événement traumatisant récent ou même passé doit aussi être abordée afin de mesurer comment les émotions négatives associées à ces antécédents pourront venir compliquer la pratique.

Par exemple, une participante de l'un des groupes MBSR que j'anime a appris le décès de son père en cours de séance. Elle a interrompu son stage pour le reprendre plus tard, à une session suivante. Un autre patient, suivi en thérapie pour une anxiété sévère, a également dû interrompre le stage et a repris 6 mois plus tard.

Dans le même temps, de nombreux chercheurs trouvent des arguments sérieux justement favorables à la pratique méditative dans le traitement des syndromes posttraumatiques[1]. Dans tous ces contextes, il sera sans doute beaucoup plus pertinent de choisir un enseignant psychiatre, psychologue ou thérapeute, qui sera le mieux en mesure d'évaluer les risques de la situation.

C'est pourquoi les réunions d'informations et les échanges qui précèdent le début d'un protocole d'apprentissage MBSR ou MBCT sont essentiels. Ils font d'ailleurs partie intégrante du programme. Ils seront l'occasion d'évaluer en commun si le moment est ou non bien choisi pour s'initier à la *mindfulness*. Souvent, des personnes viennent s'inscrire, car, justement, elles traversent des moments difficiles de leur

---

1. M.A. Polusny *et alii*, « Mindfulness-based stress reduction for posttraumatic stress disorder among veterans : a randomized clinical trial », *Journal of the American Medical Association*, vol. 314, n° 5, 4 août 2015, p. 456-465.

vie. Il sera alors d'autant plus utile d'expliquer les difficultés éventuelles qu'elles risquent de rencontrer au cours de la pratique et les raisons qui peuvent faire retarder leur implication dans le stage.

On pourrait croire qu'il est paradoxal de se voir refuser l'accès à une activité dont toute la presse, la littérature scientifique, les ouvrages les plus vendus annoncent qu'elle permet de lutter contre la dépression, simplement parce qu'on est trop dépressif ! C'est pourtant la réalité, et il faut souligner que, si la méditation de pleine conscience a fait ses preuves, c'est pour diminuer le risque de rechute dépressive chez des personnes en rémission après au moins trois épisodes dépressifs. C'est par une sorte d'extrapolation qu'on pense obtenir les mêmes résultats au pic de l'accès dépressif chez des personnes non stabilisées par le traitement médical. Cela étant, les études les plus récentes commencent à explorer les bénéfices des protocoles MBSR et MBCT chez des sujets qui sont dans la phase active de leur dépression, ainsi que dans d'autres contextes de pathologies psychiatriques, et les résultats commencent à se préciser[1].

1. S. Louise *et alii*, « Mindfulness and acceptance-based interventions for psychosis : our current understanding and a meta-analysis », *Schizophrenia Research*, 22 mai 2017 ; M. Gasnier *et alii*, « Mindfulness-based interventions in obsessive-compulsive disorder : mechanisms of action and presentation of a pilot study », *Encephale*, 22 novembre 2016 ; et G. Murray *et alii*, « Towards recovery-oriented psychosocial interventions for bipolar disorder : quality of life outcomes, stage-sensitive treatments, and mindfulness mechanisms », *Clinical Psychology Review*, n° 52, mars 2017, p. 148-163.

Dernier point : l'approche méditative ne remplace pas la thérapie. Le public ne le sait pas toujours, ou bien considère parfois la méditation comme la version « bio » du traitement antidépresseur…

II. – Rester perché !

Quels peuvent être les effets secondaires de la méditation ? Est-il utile de rappeler que, quelles que soient les convictions des enseignants, le plus important est de ne pas faire prendre de risque aux personnes qui nous font confiance et désirent apprendre à méditer ? Les enseignants doivent donc non seulement avoir une pratique personnelle, être formés, mais aussi avoir dépassé leurs propres difficultés éventuelles, ou du moins savoir les anticiper et les prendre en charge le cas échéant.

Durant un stage MBSR ou MBCT, les participants seront accompagnés dans un cadre assurant leur sécurité et permettant d'échanger en toute confidentialité. Il est tout aussi important d'exposer quelles sont les options qui se présenteront si, au décours des 8 semaines, un participant se sent vraiment en difficulté, ou semble porteur de symptômes psychologiques ou psychiatriques inquiétants. Un participant doit rester joignable suivant des modalités à définir au cours d'un entretien individuel. Le responsable du stage pourra mieux l'orienter, au besoin, vers un professionnel.

Au décours de la formation, les enseignants devront d'ailleurs régulièrement chercher s'il ne s'est pas produit des événements indésirables n'ayant pas été spontanément rapportés. Car certains d'entre eux peuvent directement être imputables à la pratique. Pionnière sur le sujet, Willoughby B. Britton l'a parfaitement décrit dans un excellent travail récent[1]. Les manifestations en question peuvent atteindre le domaine cognitif (sensation de changement de vision du monde, trop de calme mental...), les perceptions (hallucinations, visions lumineuses, changement de perception du corps...), le domaine affectif (peur, anxiété, panique, exacerbation de l'état dépressif, ou au contraire affect positif...), le champ corporel (sensation d'être « énergisé », modifications des rythmes du sommeil, douleur...), la perception de soi (modification de la perception de ses propres limites), le domaine conatif (changement des objectifs, des buts, modification de la motivation...) ou encore le domaine social (plutôt dans le sens d'un retrait social). Dans cette étude, les facteurs favorisants sont les antécédents psychiatriques et les traumatismes, les longues retraites méditatives (plusieurs jours ou semaines, incluant 8 à 12 heures de pratique quotidienne). Le plus surprenant est que toutes ces manifestations sont également décrites chez des personnes n'ayant pas d'antécédents particuliers et dont la durée de pratique est parfois faible (20 minutes par jour). Le vécu de ces manifestations était parfois peu invalidant, mais il pouvait aller jusqu'au handicap,

---

1. In J.R. Lindahl *et alii*, « The varieties of contemplative experience : a mixed-methods study of meditation-related challenges in western buddhists », *PLoS One*, vol. 12, n° 5, 24 mai 2017, e0176239.

ces manifestations étant de durée très variable (de quelques heures à quelques années). Toujours en s'appuyant sur cette étude, on peut souligner que la majorité des personnes interrogées étaient des enseignants ou des moines ayant une grande ancienneté dans la pratique. Ces observations n'ont pas été faites dans un contexte de stage MBSR ou MBCT, mais elles ont pu survenir en dehors du cadre d'une pratique intensive chez des personnes méditant seulement largement moins d'une heure par jour !

Au regard des neurosciences, il est de fait que le travail cérébral induit par la méditation peut modifier les équilibres entre les zones du cerveau, aboutissant à des situations d'hyper- ou d'hypo-excitation cérébrale, hypothèses explicatives parmi d'autres des effets secondaires observés au cours des pratiques méditatives.

En pratique, la découverte de la méditation doit se faire sous le compagnonnage d'une personne expérimentée et dont la présence et l'écoute seront les gages d'une méditation pratiquée en toute sécurité.

III. – Éthique

Malgré l'enthousiasme soulevé par la découverte de la méditation de pleine conscience et les changements qu'elle promet, il importe de traiter enfin de la question éthique. En effet, si les données publiées concernant les différentes applications de la méditation dans les champs de la santé, de l'éducation ou de l'entreprise donnent une réelle perspective d'efficacité, elles demandent encore à être confirmées. Sur presque tous les sujets, le niveau de preuve actuel n'est pas suffisant pour affirmer formellement que de telles pratiques sont efficaces.

À l'heure où certains pays ont déjà commencé à réfléchir à diffuser la *mindfulness* dans des politiques publiques, la question éthique est donc loin d'être secondaire[1].

À plusieurs reprises, certains ont émis des doutes sur le caractère laïque de la *mindfulness*, la voyant parfois comme une pratique religieuse déguisée. Aux États-Unis, par exemple, des écoles ont été contraintes, à la demande des parents, de mettre fin à ces programmes que les élèves devaient obligatoirement suivre. En effet, proposer d'intégrer à son agenda quotidien la pratique méditative peut sembler pour le moins intrusif, et c'est sans doute le cas comparé aux répercussions que d'autres traitements de santé peuvent avoir sur la vie privée. La neutralité des institutions, de l'État même, peut s'en trouver remise en cause lorsque, comme au Royaume-Uni, la méditation est promue pour des raisons de santé dans le cadre de politiques publiques et prise en charge financièrement dans des centres de soins financés par le gouvernement.

La simple question de savoir qui est en droit de proposer une approche méditative au plus grand nombre au motif qu'elle favorise le bien-être de l'humanité doit

1. A.T. Schmidt, « The ethics and politics of mindfulness-based interventions », *Journal of Medical Ethics*, vol. 42, n° 7, 2016, p. 450-454.

être posée. N'est-ce pas à chacun de choisir ce qui lui semble bien pour lui-même ? N'est-ce pas une tentative de normalisation de ce que doit être une vie bien menée que celle qui considère la méditation comme *la* réponse au stress, à l'anxiété, à la souffrance ? De nombreux arguments permettent de répondre à ces problèmes, mais il est important de les envisager, de se faire une opinion et de ne pas se laisser déborder par les effets de mode.

À l'inverse, certains considèrent que la diffusion d'une forme simplifiée, déconnectée du bouddhisme, fait de la méditation de pleine conscience un semblant de pratique méditative qui n'a plus rien d'authentique[1].

La méditation n'a pas fini de faire parler d'elle.

---

1. L.M. Monteiro, R.F. Musten, J. Compson, « Traditional and contemporary mindfulness : finding the middle path in the tangle of concerns », *Mindfulness*, vol. 6, n° 1, 2014, p. 1-13.

Conclusion

L'engouement actuel pour les pratiques méditatives est tout à fait passionnant. Avec plus de 10 000 articles portant sur la méditation de pleine conscience (ou *mindfulness*) référencés dans le catalogue de la Bibliothèque nationale de médecine du ministère américain de la Santé, la recherche a explosé. Il y a encore dix ans, on en comptait à peine plus d'une centaine sur le même sujet. Mais les expérimentations dans les champs de la santé et des sciences doivent encore gagner en qualité pour éclairer suffisamment les effets potentiels, les risques et les stratégies à développer autour de ces pratiques, surtout quand elles sont mises en œuvre dans une perspective thérapeutique.

Dans d'autres contextes, les preuves n'ont pas été attendues et l'offre des interventions basées sur la pleine conscience a été déclinée de façon riche et multiple. D'aucuns y verront un *business* juteux. Et de fait, toutes les grandes entreprises sont sollicitées pour intégrer des programmes de méditation à leur approche de gestion du stress et d'amélioration du bien-être au travail. Des questions se posent également quant à la pertinence de ces approches, en particulier quant au risque de manipulation de la structure à l'individu et de déplacement des responsabilités en cas de performance décevante. La méditation doit donc se faire une place raisonnable et argumentée.

Dans le contexte de l'éducation, des programmes sont déployés de façon active auprès de l'ensemble des élèves de certaines structures scolaires, ce qui pose des questions touchant à l'évaluation des risques sur ce jeune public. L'idéation suicidaire n'est pas une vue de l'esprit, même à 10 ou 11 ans, et les professionnels de la question auront à fixer les règles de l'implémentation de ces pratiques dans le milieu scolaire ou de l'enseignement supérieur.

En effet, l'exploration de ces pratiques méditatives s'accompagne souvent d'une telle découverte personnelle que la tendance est forte de passer directement au prosélytisme. La méditation reste et doit rester un choix personnel. Elle ne constitue en aucun cas une réponse générique à des questions de société, ni une trouvaille valable pour tout le monde, ni un pansement à tous nos maux.

La formation des enseignants demeure un énorme défi à relever. En témoigne cette anecdote personnelle. Récemment, l'une de mes collègues travaillant dans l'industrie pharmaceutique m'appelle et, au cours de la discussion, m'apprend qu'elle a lu le dernier livre de Christophe André (remarquable au demeurant). À la suite de sa lecture, elle entend bien ouvrir des sessions de *mindfulness* à destination des cadres de son entreprise... Mais a-t-elle la formation suffisante pour les mener correctement ? Il est fort dommage de voir des approches complexes se réduire à des recettes de fast-food du bien-être.

Heureusement, j'ai pu mesurer, de retour d'une conférence internationale sur les approches méditatives dans la société[1], comment les réseaux d'enseignants s'organisent pour s'assurer de la diffusion de ces pratiques, menée avec éthique et une exigence d'excellence.

Rebecca Crane dirige un programme créé au début des années 2000 à l'université de Bangor, au Royaume-Uni. Dans une récente réflexion sur ces questions[2], elle souligne combien il est délicat d'accompagner la transposition de pratiques spirituelles contemplatives orientales dans une société qui cherche à les appliquer à ses besoins (trouver du sens à nos vies surexcitées, nous recentrer au sein d'une explosion de sollicitations, boire à la fontaine de la compassion et de l'humanisme dans un contexte laïque...).

Comment faire en sorte que la méditation garde sa profondeur, son intégrité et son potentiel de transformation de l'être humain ? Comment ne pas faire de la méditation l'arbre qui cache la forêt de la souffrance humaine, quand tant d'autres dysfonctionnements de nos sociétés ne sont pas remis en question ? Que vont devenir ces pratiques à force de laïcisation ? Détachées de leurs origines bouddhistes, auront-elles encore un sens ? La réponse à ces questions est à rechercher du

1. Center for Mindfulness Research and Practice à Chester, juillet 2017.

2. R.S. Crane, « Implementing mindfulness in the mainstream : making the path by walking it », *Mindfulness*, vol. 8, n° 3, 2017, p. 585-594.

côté de l'éthique, de l'intentionnalité et de l'excellence dans la formation des enseignants. Le bouillonnement d'énergies et d'initiatives autour des pratiques méditatives doit conduire à la structuration d'un cadre d'enseignement, qui devra cependant être en mesure de laisser la méditation être ce qu'elle est : un chemin de vie qui, depuis des milliers d'années déjà, est accessible à tous.

BIBLIOGRAPHIE

Germer C.K., *L'Autocompassion*, trad. J. Henry, Paris, Odile Jacob, 2013.

Kabat-Zinn J., *Méditer. 108 leçons de pleine conscience*, trad. O. Colette, Paris, Les Arènes, 2014.

Kabat-Zinn J., *Où tu vas, tu es*, trad. Y. Du Luart, Paris, J'ai Lu, 2013.

Kabat-Zinn J., Rabhi P., André C., Ricard M., *Se changer, changer le monde*, Paris, Iconoclaste, 2013.

Kabat-Zinn J., *L'Éveil des sens. Vivre l'instant présent grâce à la pleine conscience*, trad. O. Colette, Paris, Pocket, 2011.

Kabat-Zinn J., *Au cœur de la tourmente, la pleine conscience*, trad. C. Maskens, Bruxelles, De Boeck, 2009.

Liénard Y., *À la recherche de son vrai soi*, Paris, Odile Jacob, 2015.

Liénard Y., *Pour une sagesse moderne*, Paris, Odile Jacob, 2011.

Maex E., *Apprivoiser le stress par la pleine conscience*, trad. C. Maskens, Bruxelles, De Boeck, 2011.

Stahl B., *Apprendre à méditer. La méthode MBSR à la portée de tous*, trad. O. Colette, Paris, Les Arènes, 2013.

TABLE DES MATIÈRES

Composition et mise en pages
Nord Compo à Villeneuve-d'Ascq

Imprimé en France
par la Nouvelle Imprimerie Laballery
rue Louis Blériot 58500 Clamecy
décembre 2020 - N° 012311

La Nouvelle Imprimerie Laballery est titulaire de la marque Imprim'Vert®